中内眼科クリニック院長
中内 一揚
Nakauchi Kazuaki

すべての
勤務医に
ささぐ

これから開業する君へ

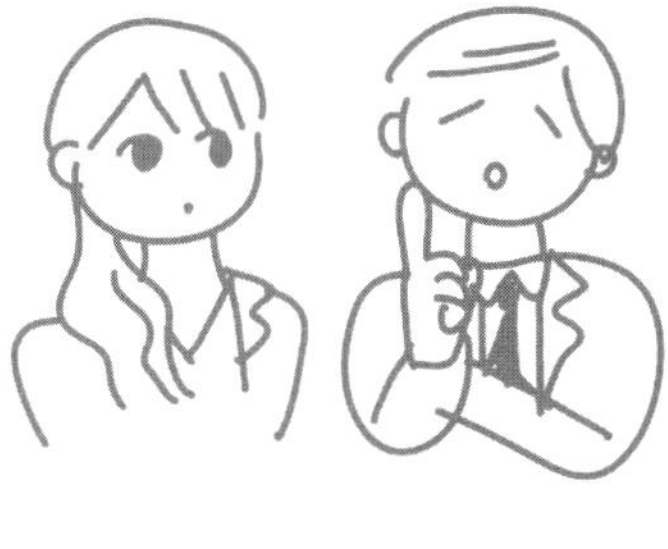

エピック

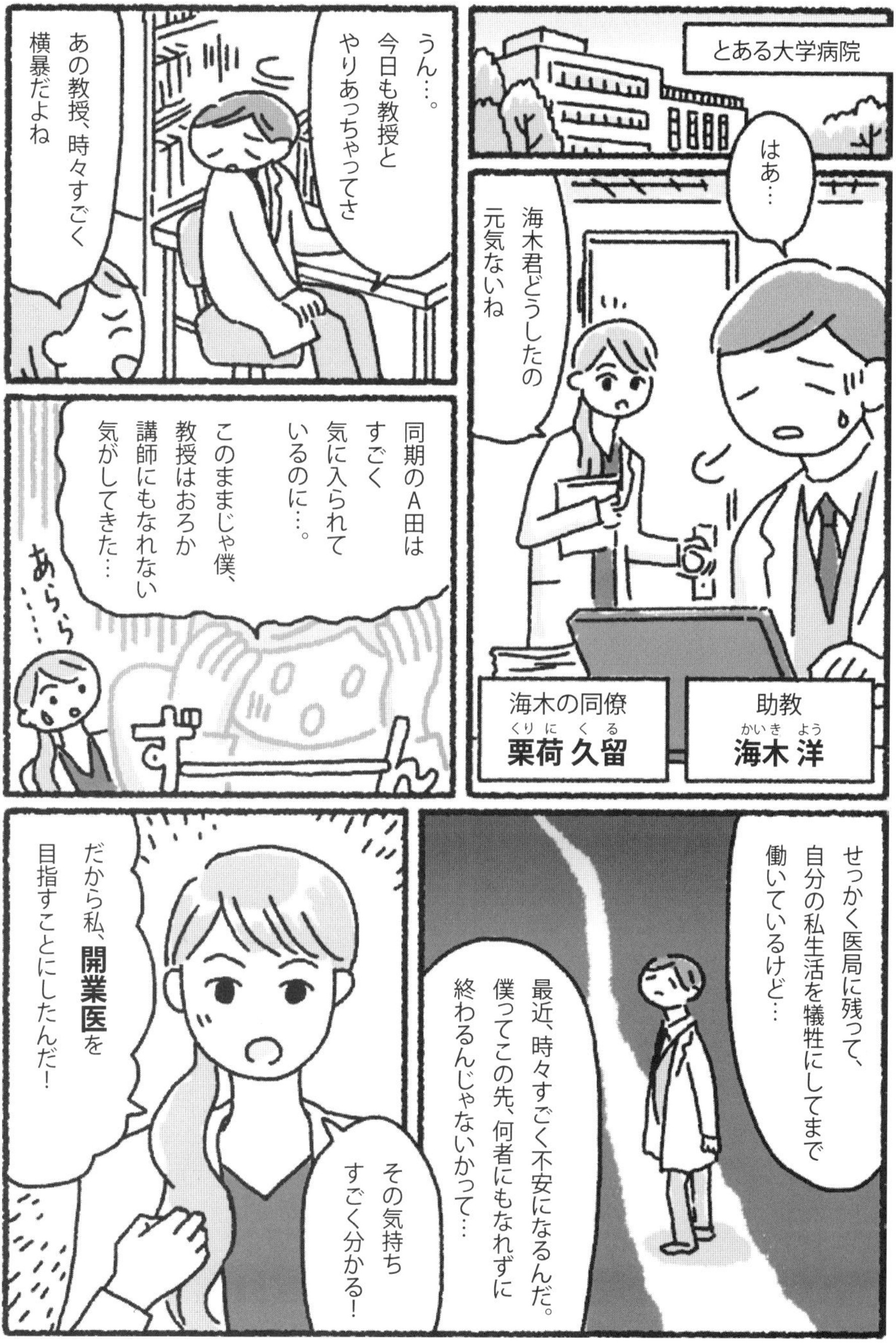

とある大学病院
はあ…
海木君どうしたの
元気ないね
助教
海木《かいき》 洋《よう》
海木の同僚
栗荷《くりに》 久留《くる》
うん…。
今日も教授と
やりあっちゃってさ
あの教授、時々すごく
横暴だよね
同期のA田は
すごく
気に入られて
いるのに…。
このままじゃ僕、
教授はおろか
講師にもなれない
気がしてきた…
あらら……
ずーん
せっかく医局に残って、
自分の私生活を犠牲にしてまで
働いているけど…
最近、時々すごく不安になるんだ。
僕ってこの先、何者にもなれずに
終わるんじゃないかって…
その気持ち
すごく分かる!
だから私、**開業医**を
目指すことにしたんだ!

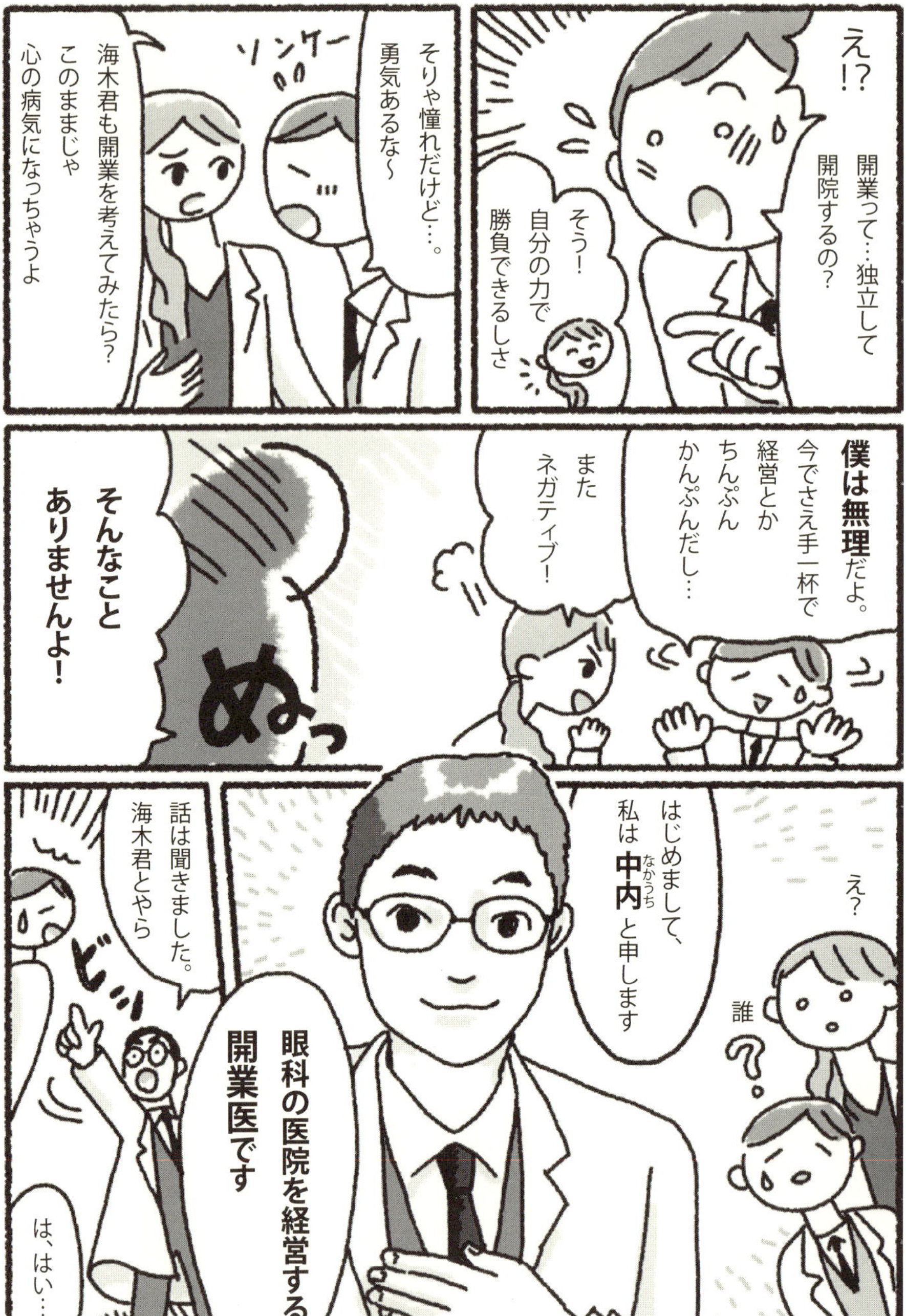

え!?
開業って…独立して開院するの?
そう!自分の力で勝負できるしさ
そりゃ憧れだけど…。勇気あるな～
ソンケー
海木君も開業を考えてみたら?このままじゃ心の病気になっちゃうよ
僕は無理だよ。今でさえ手一杯で経営とかちんぷんかんぷんだし…
またネガティブ!
ぬっ
そんなことありませんよ!
え?
誰
はじめまして、私は中内《なかうち》と申します
眼科の医院を経営する開業医です
話は聞きました。海木君とやら
は、はい…

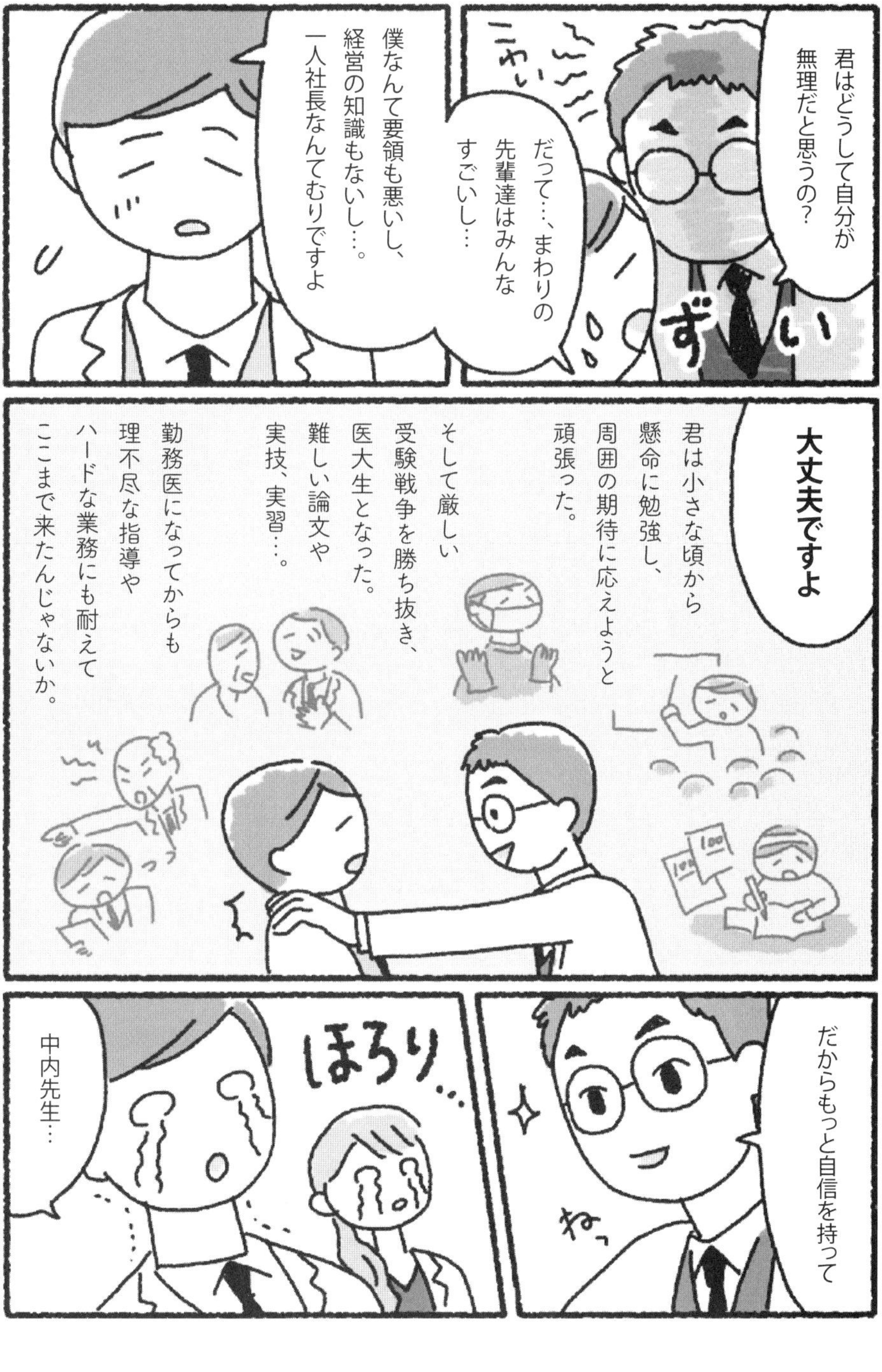
君はどうして自分が無理だと思うの？
ずい
こわい〜〜
だって…、まわりの先輩達はみんなすごいし…
僕なんて要領も悪いし、経営の知識もないし…。一人社長なんてむりですよ
大丈夫ですよ
君は小さな頃から懸命に勉強し、周囲の期待に応えようと頑張った。
そして厳しい受験戦争を勝ち抜き、医大生となった。
難しい論文や実技、実習…。
勤務医になってからも理不尽な指導やハードな業務にも耐えてここまで来たんじゃないか。
だからもっと自信を持って
ねっ
ほろり…
中内先生…

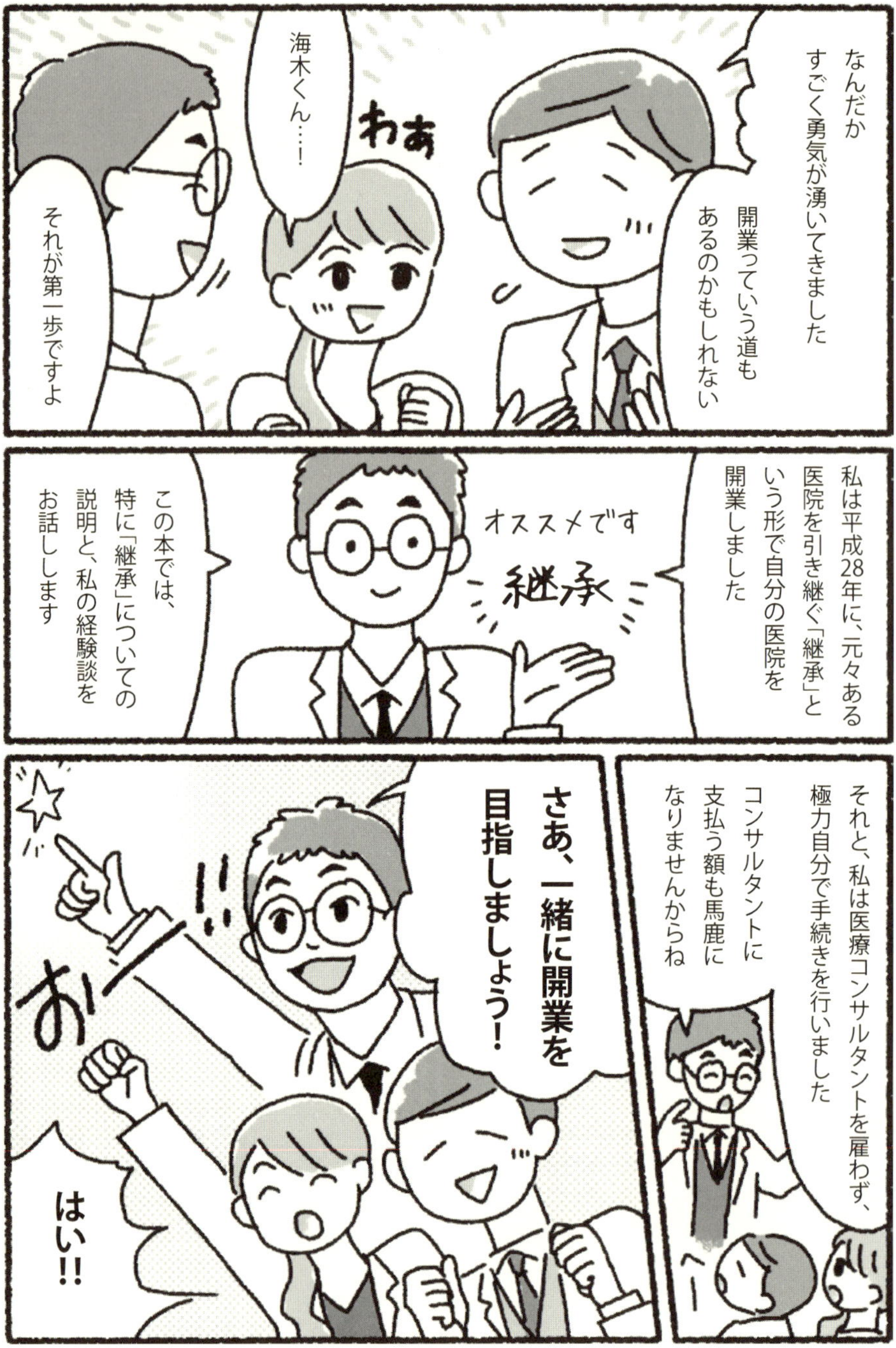

なんだか
すごく勇気が湧いてきました
開業っていう道も
あるのかもしれない
わあ
海木くん…!
それが第一歩ですよ
私は平成28年に、元々ある
医院を引き継ぐ「継承」と
いう形で自分の医院を
開業しました
継承
オススメです
この本では、
特に「継承」についての
説明と、私の経験談を
お話しします
それと、私は医療コンサルタントを雇わず、
極力自分で手続きを行いました
コンサルタントに
支払う額も馬鹿に
なりませんからね
さあ、一緒に開業を
目指しましょう!
!!
おー
はい!!

まえがき

全ての人が頑張れば医師になれるわけではありません。

医師になれる人は、偏差値の低い大学でも、一般社会の中では高水準の能力を持っています。言い換えれば、医師の能力の高さは受験戦争を勝ち抜き、医学部に入学することのできた人が持っている才能です。市立の小学校から医学部に進学する人は、クラスに1人くらいでしょう？　学年でも2、3人くらいです。君たちは100人に1人の秀才レベルという頭を持って生まれてきたのです。自信を持ってください。

研修医のときから医長、部長、師長、教授、みんなに馬鹿にされてずっと頭を下げてきたと思います。そこから這い上がって、技術・知識を身に付ける、専門医になるまでには、論文を書き、学会発表を行い、やることが多すぎて家に帰れないような経験もしたでしょう。その中で、教授になれる医師は、とんでもなく馬力があって、彼らと比べたら自分はちっぽけな、駄目な医師と思っているのではないか。そんなことはないんだ。

世間に出れば、君の才能は街でみかけるポルシェやスカイラインGTRではなくて、カウンタックやフェラーリ、スーパーカーといわれるレベルなんだということをまずは理解してください。開業医は一人社長といわれるが、動じることはありません。経営が初めてでも、少しすればすぐにできるようになります。そのくらいの能力は持っているのです。だから自信を持って下さい。おことわり。医院を営利目的で開設してはならないと医療法に謳われています。その精神を遵守して、自らができる最高の努力をすることが、生きがいへとつながります。

中内眼科クリニック院長　中内　一揚

目次

まえがき　7

第1章　開業するにあたって

独立の時が来る　14
開業するにあたり、新規か継承か　17
患者さんを50人診るということ　19
雨が降ったら終わり　20
軌道に乗るまで　23
開業コンサルタントを入れるかどうか　25

第2章　医院を継承するには

開業前の流れ　30
銀行との付き合い　33
継承するならば、遡及手続きを目指しましょう　34
前院長を尊敬せよ　36
医院の売り上げを把握する　37
旧医院で働くこと　39

□宣伝の練習をしてみる　40
□医院の改装時期　42
□医師会に入るには　45
□電話番号の踏襲　47
□開業前のスタッフ研修から内覧会まで　49

第3章　医院のスタイルを決める

□開業したらどんなクリニックになる？　56
□開院時間を決めよう　58
□週に30時間は仕事をしよう　59
□隙間時間を活用する　61
□クリニックはなぜ休みが多いのか？　62
□木曜の開院、土曜午後の開院について　63
□時間外も「人助け」　64
□医院の評価を上げるものは何か？　65
□コマが決まったら、スタッフ数を考えよう　67
□スタッフの制服を決めよう　73

第4章　医院のスタッフを決める

□ 人を雇うということ　78
□ 面接にあたって　80
□ 癒しの人を入れる　83
□ 少し自分の好みとは違う人を入れる　84
□ ベテランさんの扱い　84
□ 新規スタッフとの契約　86
□ スタッフが反乱を起こすとどうなるか？　87
□ 給与計算とタイムカード　88
□ ボーナスの額をどうするか　90
□ スタッフのガス抜きは、妻にかかっている　92
□ そのお茶は、タイムカード押してから飲んでるの？　93

第5章　開業の1年前に始めておくこと

□ 新聞を取ること　98
□ 折り込み広告について　100
□ 駅広告について　103
□ ホームページ会社の決めかた　105
□ 新しい医院の青写真を描く　108

電子カルテ会社の選択　109
電子カルテに導入する書類等の準備　112
自分がつきあう会計士を決める　113
取引先の機器納入会社を決める　114
薬問屋を決める　115
近隣の薬局を探すこと　116
近隣の駐車場を探すこと　116
クリーニング会社を決める　117
ゴミ関係　118
黄金の11人（イレブン）　119

あとがき　125

第1章 開業するにあたって

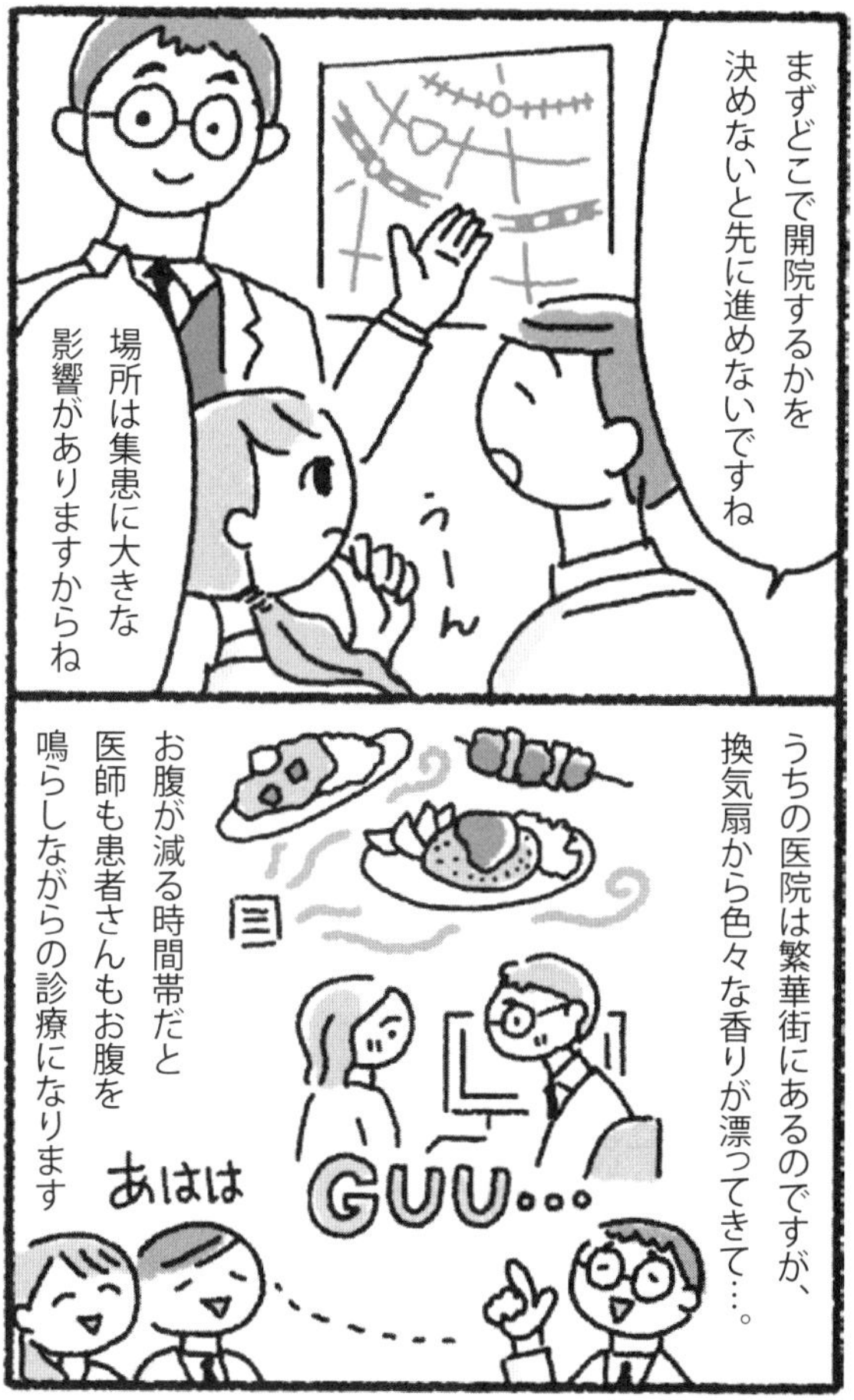
まずどこで開院するかを
決めないと先に進めないですね
場所は集患に大きな
影響がありますからね
うーん
うちの医院は繁華街にあるのですが、
換気扇から色々な香りが漂ってきて…。
お腹が減る時間帯だと
医師も患者さんもお腹を
鳴らしながらの診療になります
GUU…
あはは

独立の時が来る

後厄が終わるときの節分でした。頭の中に突然、「開業しろ」という啓示のようなものが湧いてきて、その日を境に、今まで勤務医でいた自分が、いてもたってもいられなくなるような気持ちになりました。

大学病院に通う電車の窓からクリニック開業に向いている空き物件はないか、しらみつぶしに探す毎日。夕方仕事が終わって、子どもの塾の迎えに行く時間まで、妻と車で足を延ばしていろいろな街を見に行きました。駅では他院の気になる看板を写メして、書かれている宣伝内容の確認と自院の看板をイメージしました。空き看板の把握や、広告会社の連絡先を控えたり、そうこうしているうちに、医療テナント紹介サイトで気になる物件を見つけました。

開業医の親に頼んで、その物件を見に行くと、駅前医療ビルの1階45坪でスケルトン。親父の試算では、7500万円程度かかると。開院資金としては1億円借りないといけない状況でした。周囲に競合もあり新規開業では借入金を返す勇気が持てなくて、その物件は断念しました。しかし、その時に出会った営業マンがなぜか僕を気に入って、その後も開業までずっと相談に乗ってくれました。本当に人と人の出会いには感謝しています。

その後は、自分では探し切れなくて、医局に出入りしていたMRさんに話をするようになりました。そんな折りベテランのOさんが良い話を持ってきてくれました。私が開業したいと思っていたエリアで、しかも駅チカで、開業している先生が継承を考えているとのこと。一にも二にも、その話を逃してはならないと思いました。

Oさんの紹介で、院長と会食する機会を得ました。それまでお互いに顔を合わせたことが無く、初対面でしたが、恥ずかしいとかそんなことは言ってられません。必死に説得し、なんとか良い方向に話を持っていこうとしました。当時76歳の院長は、10年も前から継承を考えていたようで、こちらの紹介が終わると、比較的スムーズに交渉が進みました。2年後に継承して、院長を交代し、さらに雇われで80歳まで2年働きたいという条件でした。

医局人事では裏切られるということが日常茶飯事なので、良

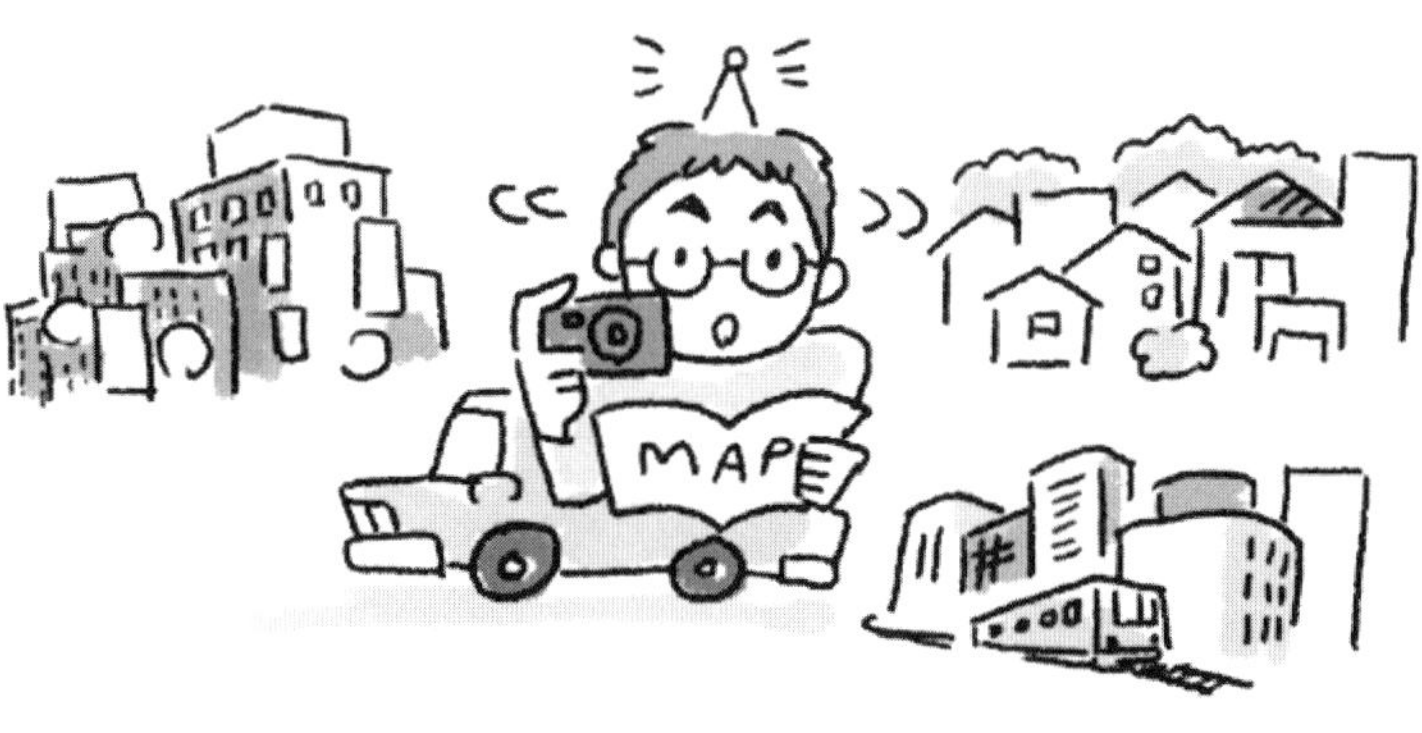

い話があっても本当に自分の手に入るのか? という疑問がありましたが、今回だけは絶対に人に渡してなるものかと必死でした。もちろん、その条件には合意しました。しかし、契約を交わすのはまだ先の話です。

次にするべきことは、その医院で働くことでした。院長と良好な関係を築かないと、いつ話を反古《ほご》にされるかもしれない。月2回、院長と一緒にコンタクトレンズ外来をお手伝いすることになりました。ここで培ったお互いの診療に対するレベルの確認というのは絶対に避けては通れない重要な時間だったと思います。

部長がいて、先輩がいて、自分という3人体制の科を想像してください。そこへ新人として赴任して、仲間として認められて手術を任されるまで、どれだけかかるだろう? 1年程度はかかるのではないでしょうか。

そこが開業医の場合は、組織ではないので、すぐに打ち解けあってみたいな感覚がないでしょうか。しかし院長からすると、数十年かけて築いてきた自分の城を、他人に明け渡すのに、そんな簡単にはいかないことを理解すべきです。

やはり、知り合って、一緒に仕事をして1年くらいは、人間性を見るのに時間がかかるでしょう。ここを焦ると、後々信頼関係が揺らぐことになると思って、頑張るべきです。もちろん、そのあいだに、関係性が破綻してしまうこともあるでしょうが、それはそういう運命だと考えて下さい。

開業するにあたり、新規か継承か

これが最も難しい問題です。自分のやりたい場所で、新規で思ったようなクリニックができれば何も問題はありません。しかし、これだけ医院が乱立し、大病院も患者数をかき集めるような時代では、この場所が良い、というところはほとんど残されていません。たまに駅が新設されるというニュースが流れることがあります。興味本意で見に行きましたが、駅ができる前は街もできていないので、どこに医院を作れば集患が良いのかということは、よほどのプロでないとわからないと感じました。

もし、どうしても新しい場所でしたいという方は、新駅の周りで、医療ビルのプロジェクトが動いていないかどうか、開業コンサルタント（コンサル）に尋ねてみるのがいいと思います。

見つからない場合、どうしたらいいのか？　次に大事なのは何か？

場所がないのならば、継承するしかありません。継承にハードルがあるとすれば、自分で自由に決められないという点です。前院長の意向を聞きながら開業準備をしていくことになります。多少の煩わしさはありますが、医師会入会や銀行借り入れの時の後ろ盾にもなっていただけます。

すでに開業している医院は、一般に考えられているよりも多くの知名度があります。その場所で20年から30年間も患者さんを診てきた先生が代替わりを考えて、手放すというのがほとんどです。いまは患者数が少なくなっていても、例えば1年間に1000人診ていたら、それまでに2万人から3万人の方が医院のお世話になり、患者さんの家族はまずその医院のことを知っていますので、10万人くらいの方が、医院の存在を知っているということになります。これをそのまま捨ててしまうのは、とんでもなくもったいない話です。

小さな星の周りを回る無数の衛星、あるいはF1サーキットで、困ったとき、故障したときにピットインしてくる車のイメージでしょうか。医院という存在はそれで廻っているのです。

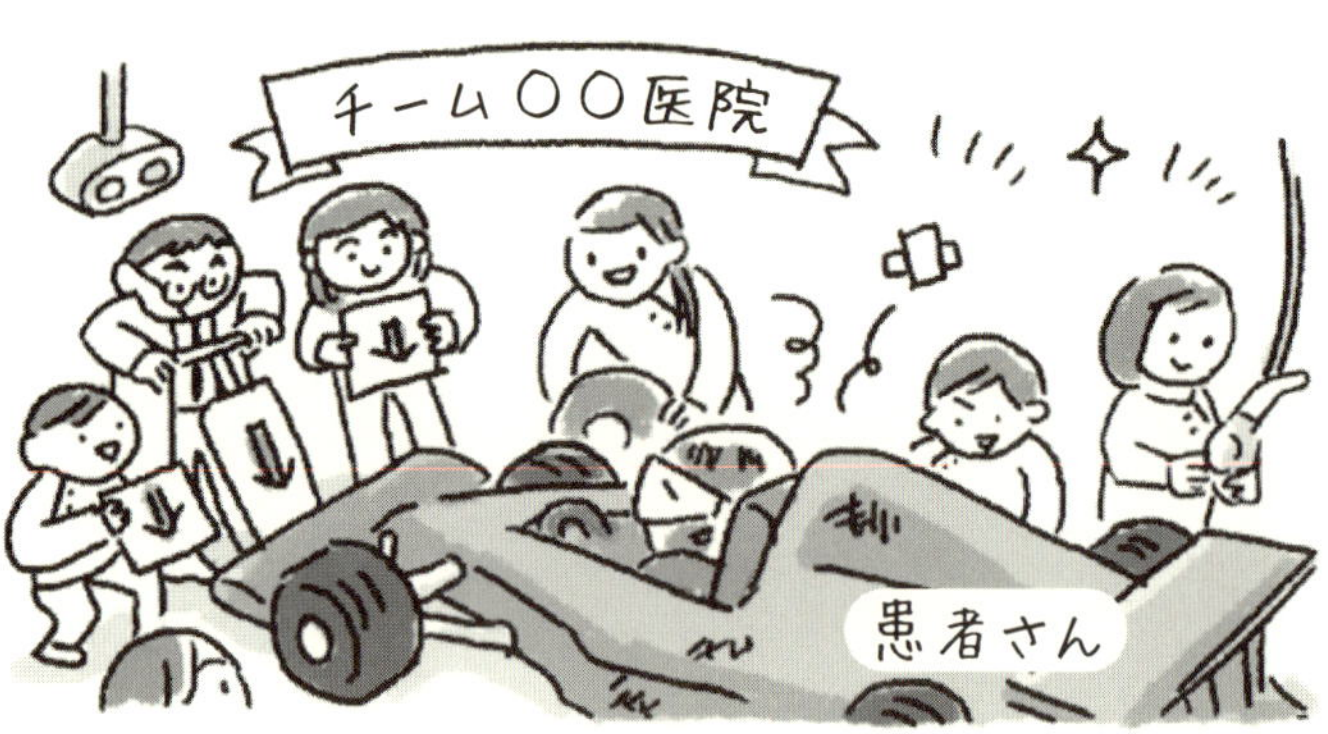

新しいピカピカの医院ができたら、みんなこぞって来るだろうと考えがちですが、それは間違いです。それは、コンビニとか喫茶店とか本屋さんとか不特定多数の人が、時間をつぶすためにフラッと入れるような店舗の場合です。例え新しくても、たいがいの店は（服屋、花屋、化粧品屋でも）、それを買うという目的がないとお客さんは入ってこないので、老若男女が集う場所にはなりません。医院もしかりです。病気になった人しか来る理由がないので、街をどれだけたくさん人が歩いていても、入る人は限られているということです。

ただし、人目に付きやすい場所で開業していると、人々の潜在意識に残りますので、いざ病気になった時に、来てくれる可能性が高くなります。もちろん病気以外のときにも患者さんが来てくれると、助かります。専門分野の人間ドックなどを行って、医院の付加価値を高めることも考えないといけません。

患者さんを50人診るということ

開業したら楽になる？　それはある意味正解ですが不正解でもあります。まずは患者さんの数です。

大学病院ほど重症の患者さんを診ることは少ないので、数字の上では可能ですが、実際やってみると、かなりの重労働であることがわかります。これを毎日積み重ねていかなくてはならない。この毎日というのが大変です。勤務医は大変だといわれる一因です。50人の患者さんを、次回も来ようと思ってもらえるように満足させながら診ることのできるドクターは、やはりそれなりのパワーと技量があります。最初は少ない人数からスタートして、だんだんとその数に慣れていくしかありません。体が資本といわれますが、本当にそうだと思います。私は仕事が終わっても遊びにいく余裕は全くありません。

経験上、混雑していなくても患者さんがフロアにいないという時間帯がなくなると、だいたい1日40人くらい来ている感じになります。それだけ診れれば上等です。まずは、1日40人を目指して仕事しましょう。

雨が降ったら終わり

勤務医時代には気になりませんでしたが、医院の患者数は天候に大きく左右されます。

まるで球場の弁当売りのようで、天気予報は必ずチェックします。台風シーズンが最も困ります（特に9月）。○○地方直撃と報道されると、実際には雨が降っていなくても、患者さんの数は1桁にまで低下します。非常に迷惑です。

大病院でも患者数の増減はありますが、ほとんど影響されません。よく知っている患者さんは、天気の悪いときに予約なしで来て、今日は空いていると思ったから来たとか言うくらいです。また、一度キャンセルした予約を再度取り直すことの難しさも知っています。実際、台風直撃で交通機関が止まっても、予約の8割以上は来ます。

比較的空いているのが、3連休の初めの土曜日です。今日から旅行とか、実家に帰るとか、予定がある人が多いのか、いつものようには患者さんが来ません。あと困るのは10月の運動会シーズン。毎週ずれてどこかの地区の運動会があるので、お年寄りも呼ばれて行くことが多いのか、なかなか医院には来ません。昔から、

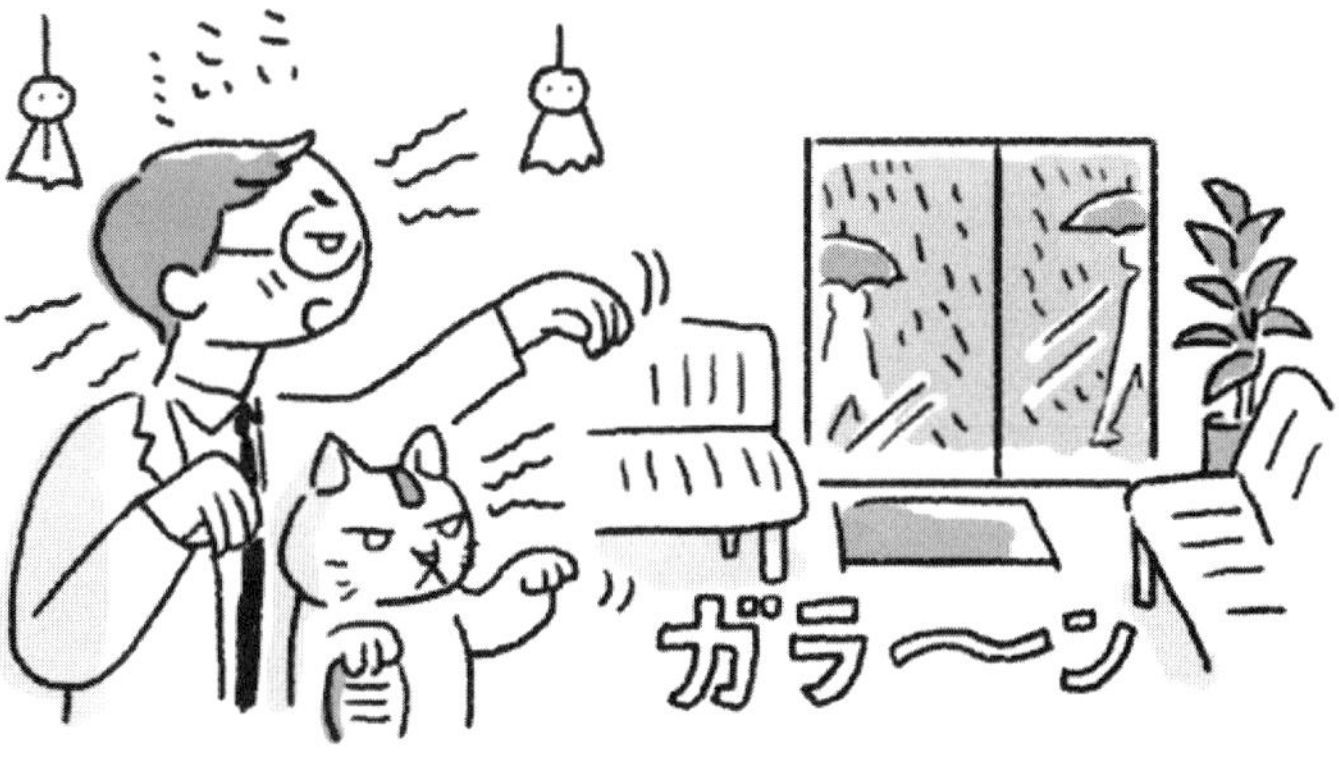

「柿が赤くなれば、医者が青くなる」と言われていますが、この時期は本当に患者数が少なくなるので、辛抱が必要です。

1時間くらい患者さんが来ない時間帯があると、医師もスタッフも、これで今日は終わりかなと思ってしまいます。院長は、こんなんで終わってたまるか、と貧乏ゆすりしながら、「カモン、カモン」と心の中で叫び続けるのですが、スタッフの方は違います。「楽でいいわ〜、給料は一緒だから、楽して終わる方が良いよね」と思うのが当たり前です。仕事が手持無沙汰になった時には、すぐに掃除をしたりするように言いつけておかないと、しゃべって時間を潰します。内容は、家庭のことで始まり、仕事の不満へ移ります。結局、暇な時間がスタッフのおしゃべりの時間となり、医院への反発となるので、たまったもんではありません。「黙って働け！」とも言えないので、頼むから患者さん来て下さいと天に祈るしかないのです。

本当に暇で仕方無いときは、院長直々にスタッフに講義をするのがいいです。もしくは診察をして見せる。何か勉強となることをすることで、知識が豊富になるし、院長への信頼も厚くなります。やはり物事を多く知っている人は、頼りになるんだということを身を持って教え込むのです。

間違っても、院長の品性を貶《おとし》めるような、下世話なネタで盛り上がってはいけません。院長とスタッフとは、雇い主と雇われる側で、全く立場が違うのだということを肝に銘じておいてください。

軌道に乗るまで

毎日、開けては患者さんが来たら喜び、来なかったら悲しみの繰り返し。漁師のようだなあと感じます。一体どのくらい患者さんがきたら安定している（＝安心できる）といえるのでしょう。

数字の上だけであれば、簡単な計算でわかります。まず、科別の患者平均単価というものが発表されているので、ネットで検索してみましょう。

次に一コマに出ているスタッフの数を数えます。仮に受付2人、シュライバー（カルテ入力補助）1人、看護師1人、検査員1人とします。受付さんの時給が850円とすると、技術職の人の時給はだいたい2倍になります。その一コマに出ているスタッフは5人ですが、一般職の人に換算すると7人です。時給は850円×7＝5950円で、だいたい1時間6000円です。ですから、9時から12時まで診察があれば、余分の時間を含めて3・5時間で、2万1000円がスタッフの給料となります。

診療材料、フロア代や光熱費などを足すと、2万5000円くらいです。患者単価が5000円の場合は、5人来れば赤字にはなりません。ただし、自分の給料は出ません。生活を考えると10人。午前・午後で1日20人くれば、廻っていくのがわかるでしょう。

継承であれば、10人という数字は最初からクリアできますし、すぐに20人になります。安心感が欲しければ、新規開業ではなく継承という選択をお勧めします。

実際には開業2カ月目（1カ月目はいろんな要因があるので参考にならない）のレセプトコンピューター（レセコン）の月次統計で、自分の医院の患者単価がわかります。それを参考にして、何人くれば採算が合うかを考えてください。

開業当初は、1日1桁という患者数のところも多いと思います。自分の給料が全くでない状態で、従業員に給料を支払うというのはツライ状況ですが、そのために多めに資金を借りるのですから、ジリ貧になるのだけはやめましょう。

世の中のコンサルタントが勧めるのは、最初は受付のみで始めて、患者さんが増えてきたら看護師や検査員などの技術職を雇いなさいと言いますが、それでは泣かず飛ばずで終わってしまう可能性があります。患者さんは医院の〝格〟を、来た瞬間に嗅ぎ取っています。ここは違うなと思われたら、2回目は来ません。この格を決めるのは、教育されたスタッフ、看護師・検査員のいる安心感、さらに検査機器の充実に他なりません。院長の知識、技術力のみでは、限界があります。

開業コンサルタントを入れるかどうか

今までの話を読んで、「ああ、もう自分で開業することは無理だ」と思った人は、コンサルタントに相談するという手もあるでしょう。新規の場合は、かなりの金額が動きますから、コンサルタント料も経費で払えばいいよと割り切れば、200～300万円の費用は払えると思います。しかし、自分でできるのに、もったいないと思う人は、コンサルの分も自分で働いて給料をもらっていると考えて頑張ってください。

実は、無料のコンサルは、薬の卸会社や、大手薬剤メーカーに存在します。彼らは、数人でチームを組んで医師が困ったとき相談にのってくれますので、医局に出入りしているMRさんにコンサルタントを紹介してもらえるかという話をしておくことは大事です。

さて、この本では、継承をお勧めしていますが、継承時に本業のコンサルを入れるということは、「前院長との決闘あるいは調停」をするということを意味しますので注意が必要です。前院長が新院長の開業後も（雇われとして）残るということになれば、親子くらいの親密さがなければ上手くいかないのが当たり前です。できればコンサルなしで、一対一で前院長との関係を構築しなければならないのがわかると思います。遺産相続に近いかもしれません。

もちろん、前院長がすでに廃業、あるいは死去している場合は、金銭的やり取りのみで良いので、コンサルまたは会計士・税理士に任せても問題ありません。

私の場合は、前院長に開業したい（継承したい）という意思を伝えて、約2年後に交代しようというプランで合意することができました。勤務医は、医局を辞めるのにも日数が要ります。可愛がってくれた教授の退任の時期とも重なったので、2年後の開業がちょうど良いように思えました。教授も二つ返事でOKを出してくれました。

このように、人生には好機があって、その時には上手い具合に話が進むものだと今更ながら思います。

先輩開業医の先生に開業理由を聞いても、「タイミングかな」の一言が返ってくることが多いと思います。是非その時まで実力を蓄えて、いつでも飛び立てるようにしておきましょう。

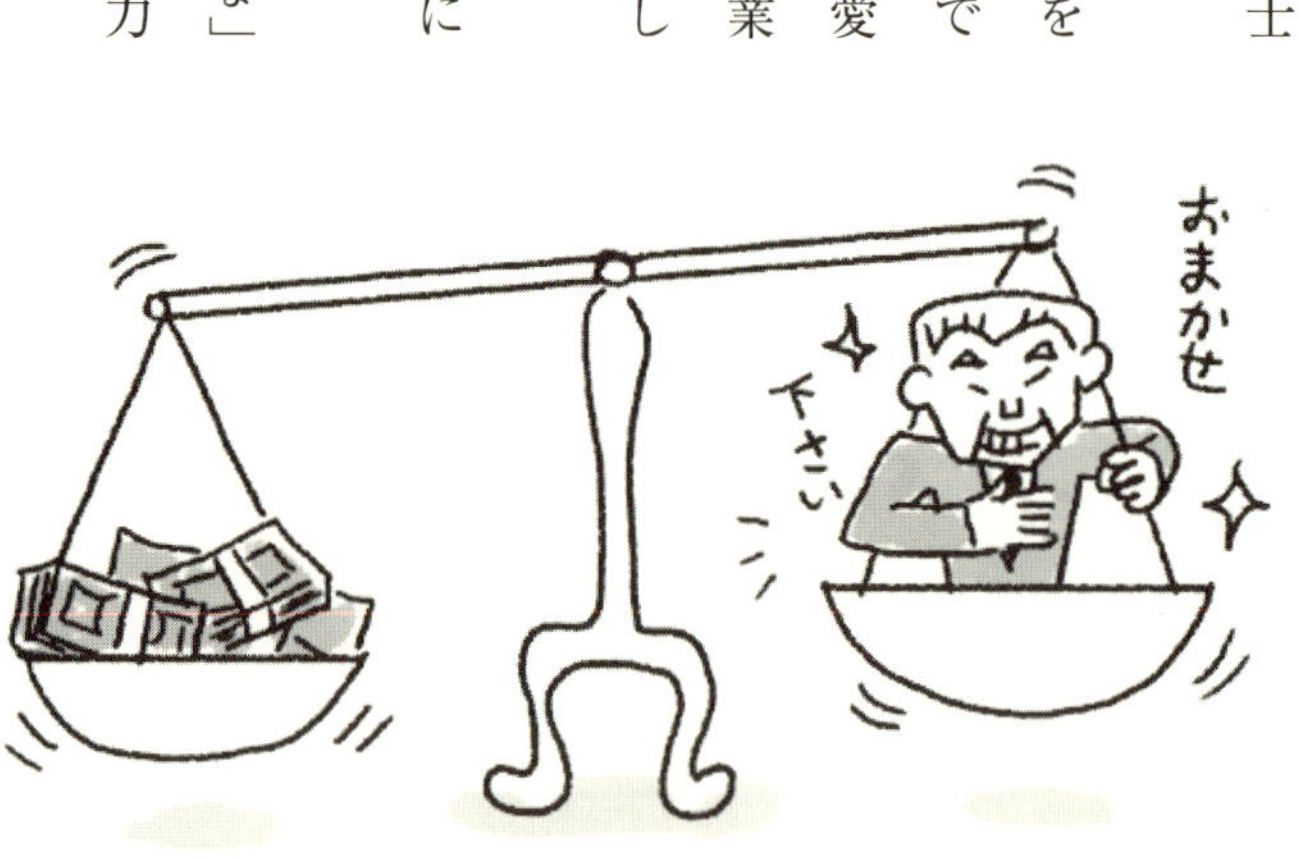

なお、一昔前と違って、何もかも肩書を脱ぎ捨ててしまって裸一貫で開業するよりは、大学に非常勤講師等で残って月1回でも外来ができればその方が良いですし、バイト先も週1回ぐらいであれば休診日を利用して勤務もできるので、できるだけ医局との関係を残して開業する方が安全です。縁が無くなれば、自然に関係性は消えていきます。

第2章 医院を継承するには

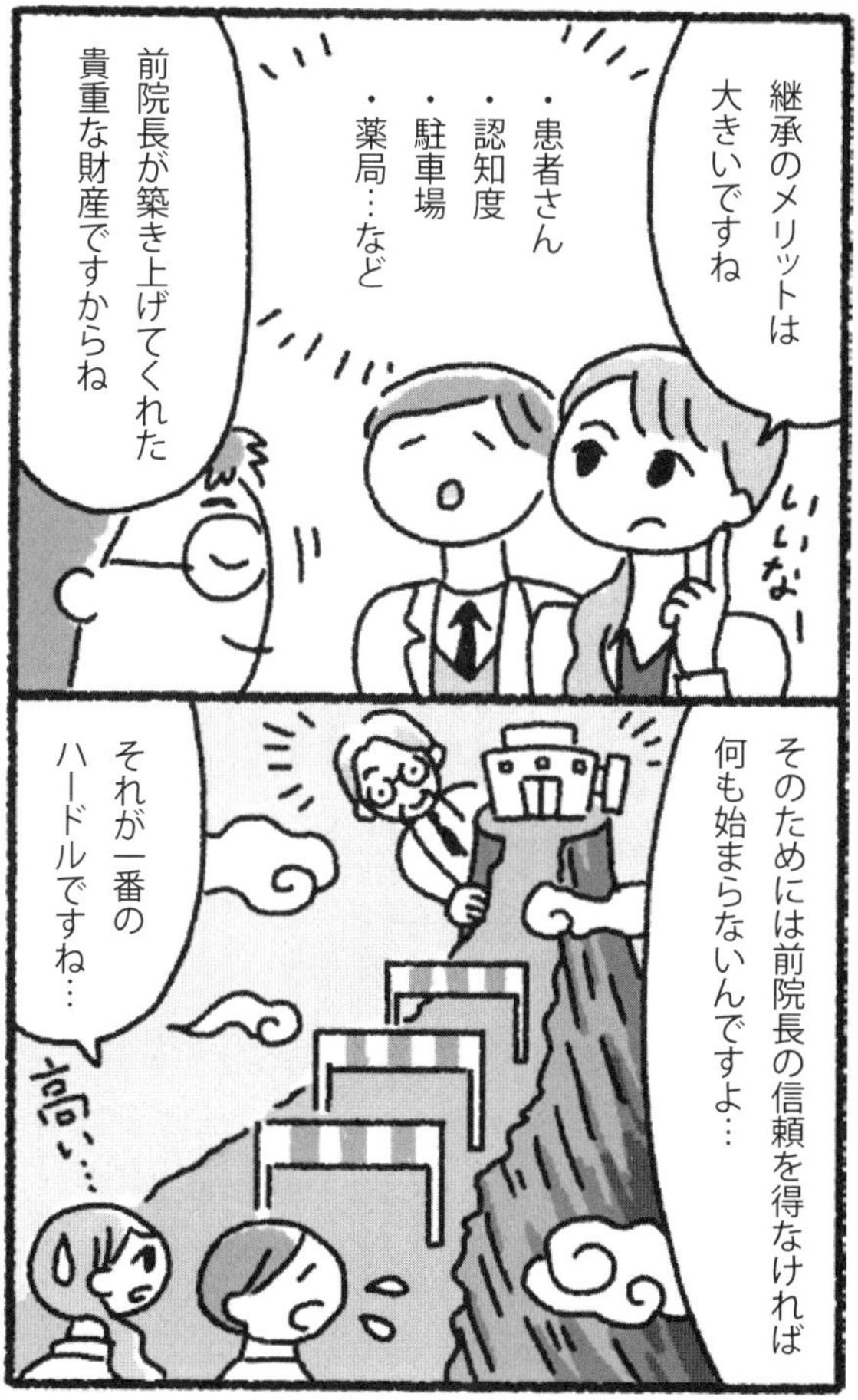
継承のメリットは
大きいですね
・患者さん
・認知度
・駐車場
・薬局…など
いいなー
前院長が築き上げてくれた
貴重な財産ですからね
そのためには前院長の信頼を得なければ
何も始まらないんですよ…
それが一番の
ハードルですね…
高い…

開業前の流れ

新規開業の時、先輩たちは、大学や病院を辞めてから1カ月くらい休みを取って、それから開業しているようなイメージがありませんか。

あまりにそのパターンが多いので、開業には、1カ月休まないと許可が下りないと漠然と思っている方が多いと思いますが、実際の理由は違います。

「開院届けを出してから、1カ月弱しないと、保険診療の許可が下りないから」これが理由です。医師であれば、開院届けを出せば、即日から（実際には開業したあとでも10日以内であればＯＫ）診療行為ができます。ただし、保険診療はできませんので、自費診療をメインに行う医院以外では、実質診察できないという訳です。

新規開業を斡旋している業者さんの話では、通常開院の2カ月前から医院改装工事に入り、1カ月前に開院届けを出し、そこからスタッフ教育をして、保険診療ができると予想される日付で、開院するというのがパターンだそうです。

一例としては、3月31日退職。4月1日開院届け提出。余裕をみて、5月のゴールデン・ウィーク明けの中旬に開院となるわけです。そこから逆算すると、新聞広告は5月第1週。内覧会は、開

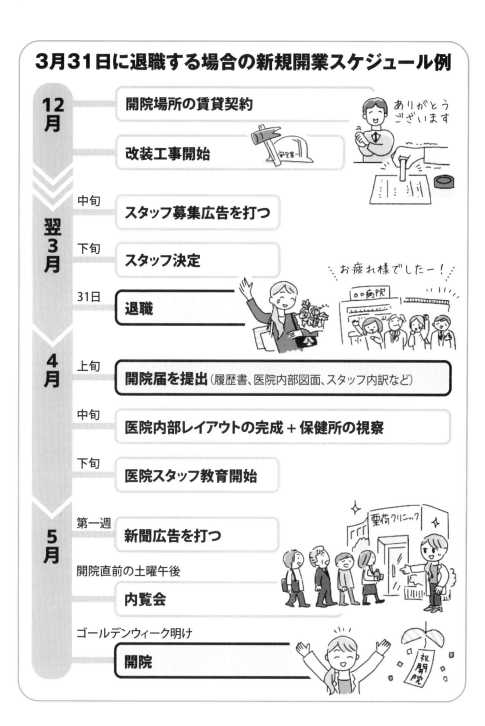

3月31日に退職する場合の新規開業スケジュール例

12月
- 開院場所の賃貸契約

- 改装工事開始

翌3月
- 中旬　スタッフ募集広告を打つ
- 下旬　スタッフ決定
- 31日　**退職**

4月
- 上旬　**開院届を提出**（履歴書、医院内部図面、スタッフ内訳など）
- 中旬　医院内部レイアウトの完成＋保健所の視察
- 下旬　医院スタッフ教育開始

5月
- 第一週　新聞広告を打つ
- 開院直前の土曜午後　内覧会

- ゴールデンウィーク明け　**開院**

院前の土曜日午後（こうしておくと、近隣のドクターが、土曜診療終わりに訪れて下さいます。内覧会は、患者さんに見せるというよりは、同業者に見てもらうという性格が強い催しです）。

さらに遡って、改装工事は3月には始めているとして、賃貸契約はその3か月前の12月くらいにします。良い場所ならば、半年程度空家賃を払うこともあります。

改装前にはフロアの間取り、受付、診察室、検査室、患者待合室、従業員更衣室、手術室、倉庫、などいろいろと詰め込んで、過不足ないように決めないといけません。その工事をどこに任せるかも決めないといけません。値段が折り合わないと、他の業者に頼むことも考えないといけませんし、医院の設計を得意にした施行業者でないと無理なのがわかるでしょう。

さらに細かいことを書くと、検査機器、手術機器、何を買うか、どこから買うか、どこに置くか。ロッカーや患者椅子、診察椅子はどこから仕入れるか。診察のときに使う薬、試薬、手術の時に使う消耗品はどこから仕入れるか。決めないといけないことだらけです。

気にいった物件が見つかってから開院まで最短でも半年くらいかかる理由がわかると思います。

銀行との付き合い

1人では相談に行きにくいでしょう。この時までに、付き合う会計士を決めておく必要があります。銀行が必要とする書類は、会計士にお任せするほうがいいです。

まず無担保（何も借金のカタに取られずに貸してくれるお金）で貸してくれる金額がどのくらいかを聞きます。通常は2000万円くらいです（8000万円という強者もいましたが）。それでは足りないので、普通は持ち家を担保にします（開業までに家を買っておくほうがいいのはこれでわかりますね）。開業資金に5000万円でいいのか、1億円以上必要なのかによっても、返済額がかなり違ってきますが、大事なのは返済期間です。住宅ローンとは違います。1億の家を買っても、35年ローンであれば、医師の給料なら支払えるでしょう。しかし、開業資金は15年で返すのが普通です。ここを間違えないようにしましょう。1億円借りて、15年だったら利子分含めて、毎年1000万円返すことになります。この返済期間を25年程度に延ばしてもらえると、月々の返済がぐっと楽になります。大手銀行では、このあたりの融通が利かないので、医院の付き合う銀行は、たいがい、○○信用金庫とか地方銀行になります。医療信用組合というのもあり、医師には融通がききます。どの銀行も1年間返済猶予があります。2年目から、毎月びっくりするような額の返済が始まります。逆にいえば、最初の1年間でしっかりとした土台を作りあげておく必要があるということです。

継承するならば、遡及手続きを目指しましょう

ここまで読んできて、大事なのは、患者さんの確保だなと思った方は正解です。医院は営利を目的にしてはならないとしても、あまりに流行らないところは潰れてしまうのもわかったと思います。繰り返しお勧めしたいことは、新規開業でもいいですが、最初の内は、びくびくしながら生活しないといけないので継承をしたほうが有利ですよということです。

では次に、継承をする上での一番の利点である遡及手続きについてお話しします。

医院を継承する場合、今まで通っていた患者さんに対して、保険診療不可期間があると困るので、「遡及手続き」という救済措置があります。これは、通常新規開業であれば、約1カ月も保険診療ができない期間があるところ、特別に期間を遡って保険診療をできるように認めますという特例なのです。

これを使えば、旧医院の患者さんを減らさずに、そのまま診療を続けることができます。また医師のほうも、3月31日病院退職、4月1日新規開設、その日から保険診療可能となるわけです。

1カ月間、医院が休みであれば、毎月薬をもらいに来ていた患者さんはどうなるでしょう。前月に薬を2か月分出せば済む話です。そうかもしれませんが、2カ月に1回、3カ月に1回の人はどうなるでしょう？　その人たちが医院に来たら閉まっていた➡しょうがないから近くの別の医院に行く➡そこの医院に通う。このパターンで失う数はどれほどになるでしょうか。

というわけで、医院を継承したときに、2週間以上閉めるというのは、自殺行為だと考えなくてはいけません。

では遡及手続きを満たすには？　ここからが正念場です。

まず遡及申請ができる医師の条件があります。旧医院と全く関係がない医師（急に出てきたピンチヒッター）では無理です。もともと親子や家族間での継承を想定しているので、旧医院との関係性を証明しないといけません。そのためには、旧医院で働いていた証拠を残す必要があります。具体的には、勤務医師変更届けを保健所に提出し、かつ厚生局にも提出すること。つぎに、閉院前には、「院長交代し○○先生に引き継がれます」という案内を院内に貼ること。そのお知らせを残しておくこと。さらに、開院案内（ハガキやチラシ）にも、旧医院から○○医院に引き継がれますという内容の文言を明記することが必要です。これで、遡及手続きを申請したときの書類は十分となります。また、継承をすることがはっきりとしていれば、短距離の移転は可能ですから、新規の場所で休診期間なく、医院を開設することもできます。

前院長を尊敬せよ

現役をリタイアしたいと思っている院長の年齢は、70代あるいは80歳を越えているということもあるでしょう。見かけは老人ですが、頭のほうはピカイチです。他の同年齢の老人と同じように扱ってはいけません。数十年に渡り、スターとして世間を渡ってきた人たちです。記憶力、判断力、洞察力、駆け引きの上手さなどは、老いてはいても「老兵侮るなかれ」です。

要求が強く、また的を得ています。そして、とにかくすぐに結果を出すことが求められます。返事は即答かあるいは翌日には出すようにしないと、関係性がこじれてしまいます。

院長は「なんでも自分で決められる」地位にいるので、開業してから30~40年、老齢院長はまさにワンマン社長です。医局に属していた人は名誉教授、病院に属していた人は病院長に対するつもりで、礼を重んじ、適切な答えを用意しておかなければ、すぐに愛想を尽かされてしまうことになります。敵対してはいけない人です。相談事があったら、「どうしましょうか」と、まず一番に相談できる間柄でいるように心がけてください。

ですから前院長と話をするときは、こちらが伝えたいと思っている内容をしっかりと整理して、伝え忘れないようにすること。私の場合は、2週間に1度の外来日に合わせて、伝えていました。1年半の準備期間中、何も伝えることのなかった日は数回くらいで、ほとんど毎回大事な伝達があったので、このくらいのペースで会うことをお勧めします。

医院の売り上げを把握する

継承の場合、一番最初にみるべきポイントは、カルテ番号で

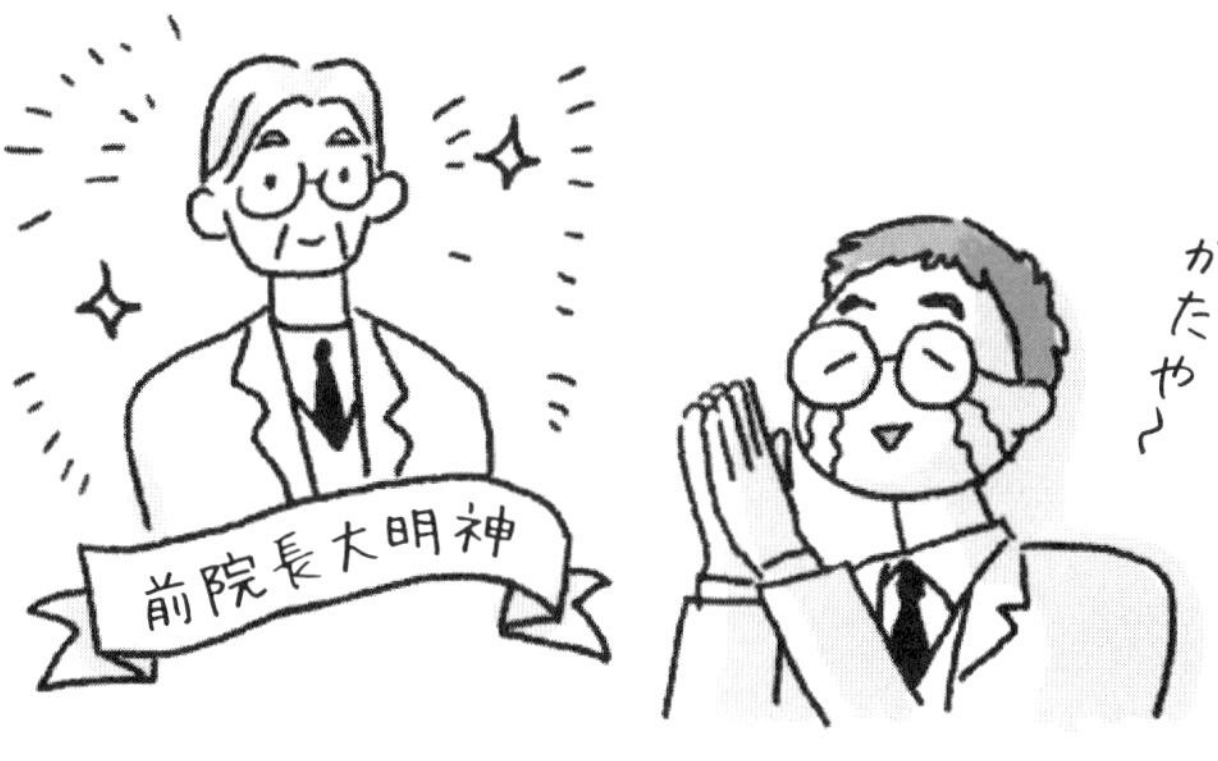

す。開院してから、ずっと通しの番号でカルテを作っているか、途中でやり直しているかも確認してください。「カルテは何年分おいているのですか?」という質問も早めにしておきましょう。後日継承のときに残すカルテ数の参考になります（法律では5年ですが、それ以上貯めている場合もあります）。

次に調べるべきポイントは、1日の患者数です。たいがいの医院では、紙カルテの場合、ノートに来院患者数を記録しています。また電子カルテの場合は、受付順に番号が振られるので、一目瞭然です。この患者数±αが、自分が開院したときの最初の患者数となります。

もちろん、何でも話せる仲になっていれば、前院長の医院の売り上げなどを記した確定申告書を会計士から見せてもらうことができます。しかし、なかなかそこまで親しくなれないのが普通ですから、まずは1日の患者数を調べるのが大事です。

1日20人くらい来ているクリニックであれば、1人あたり単価が5000円であれば、1日10万円の売り上げとなり、スタッフの給料、フロア代、光熱費などを差し引いたものが、自分の給料（目安は3~4割くらい）となります。なので、1日4万円×20日間で、月給80万円くらいが手取りとなるわけです。これだと、勤務医の時と変わらないのではないでしょうか。ですから、目指すは30~40人の患者数です。自分が開業した時、何をすれば患者さんが来てくれるのか、それを考えて、実行に移す準備をしないといけません。

旧医院で働くこと

継承が決まったら、半年から1年くらい、働かせてもらえるように前院長に提案します。このとき前院長にも、遡及手続きをすることで、患者さんに迷惑がかからないようにしようという強い気持ちがないと、頓挫してしまいます。なぜならば、書類仕事が結構面倒くさいからです。

あきらめてはいけません。保健所に持っていく書類は、すべてこちらが用意しますという意気込みを伝えて、動くようにしないと計画倒れに終わってしまいます。院長と一緒のコマでもいいし、どこか代わってもらってもいいし、新しく増やしたコマでもいいのです。私の場合は、月に2回の水曜日午後（コンタクトレンズ外来）から始めました。とにかく一緒に外来をして、お互いの実力や性格を見るのです。

さらに、慣れてきたころに、土曜日の午後外来（1~4時）を新設させてもらえないかと相談し、そこで目新しい「オルソコンタクトレンズ」（寝ている間に近視を改善するハードコンタクト）処方の外来を開くことにしました。以前にも土曜午後を開けていたことがあったけれど、来ないので止めてしまったという前院長の話がヒントでした。駅チカの医院なので、土曜午後の需要はあるのではないかと考えたのです。

実際、ホームページのない医院で、口コミのみで勝負すると、一般診療が平均で3人程度。一番多くて7人という惨敗でした。0人の日もありました（涙）。

逆に、本開業後に0人だったら凹む気持ちが、プレシーズンで味わえたのでいい勉強になったと思います。アイデムにスタッフ募集の広告を出し、面接をして新規で受付と看護師を雇うというプレ開業体験ができたことは、非常に勉強になりました（後に、スタッフ大整理の引き金になった）。

結局、診療報酬では、スタッフの給料を支払うのが精一杯で、自分の給料が出せず、赤字の外来でしたが、前院長が目をつぶってくれました。感謝しています。

宣伝の練習をしてみる

さて、現代ではホームページの無い医院・お店のことを「ホームレス」というらしいのですが、ホームページなしで何が宣伝できるか考えてみましょう。駅に看板がある場合は、そこに変更を加えてもらう（作り変えは結構高い。追加の張替は可能だが、色が変わったりして、やや不格好）。電柱看板がある場合は、それを変更してもらう（電柱看板の値段は1本年間2万円くらいと安く、かつ広告作成料も安い）。あとはリビング新聞などに宣伝を出す。ただし、インタビュー形式の記事になり、目新しい内容（私のところではオルソケラトロジーだった）が無いと、宣伝のしようがないということになります。紙面の1／4くらいの記事で15万円程度します。

医療広告とは見なされないために、使いやすいのは、アイデムなどの人員募集です。どこに医院があるのか、仕事を探している人には情報が入ることになります（一番小さい枠で2万円くらい、大きい枠で10万円くらい）。医院の広告は医療法で謳われている範囲内でしかしてはならないとの規制があります。TVでも自由診療の医院以外の宣伝を見ることは少ないでしょう。本当にいろいろ細かい取り決めがあります。是非一度、「医療広告ガイドライン」には目を通しておいてください。

時間に余裕のある人は、無料のホームページを作成できるサイトがあるので、是非一度自分で作成してみてください。なぜ、有料のホームページ作成会社がたくさんあるのかを知るきっかけにもなります。

ホームページは広告には当たらないという見解がある一方で、ガイドラインの内容を逸脱するページは、クレームがつくことがあります。ホームページ会社も、ある程度の知識を持った会社を選ぶこと、指摘を受けたら、即対応できる会社を選ぶことが大切です。

医院の改装時期

遡及を行うことが決まったならば、医院の改装は閉院前にしないといけません。ここが最大の難点です。閉院してから改装していたのでは、休院期間が新規開業と変わらないのです。医院がまとまって休む時期、年末・年始、ゴールデン・ウィーク、お盆、シルバーウィーク。私のところは2015年の秋に現れた5連休に、本来休診日の木・さらに金曜に1日だけ休診を取ってもらい、1週間の休みを作りました。その間に改装してしまうという大計画です。

まず、1日目に、院内の物をすべて撤去します。機械業者さんに頼んで、5～6人手配してもらい大型の機器は、一旦倉庫に持ち帰ってもらいました。あまり多くの物があるので、レンタルルームを借りて、倉庫代わりに使うというプランもでました。しかし、運んでいたら、時間のロス、お金もロスです。そこで店舗外側のベランダスペースに仮の壁を作ってもらって、一部屋増築してロッカーや検査機器などを入れました。2日目、中ががらんどうになったら内装の解体です。どこの壁を残して、新しく作るのか、カーテンはどう引き、手術室はどこに作るのか。この青写真は工務店さんと半年くらい前から考えておき、工事の1カ月前には図面が完成している必要があります。工事の直前には、フロアの色や壁材の色など、具体的に決めなくてはいけないことが多数あります。

また、医院の改装をする前には、保健所に一度図面を持って足を運んでおくことをお勧めします。工事が終わった状態で、完成報告に行ったら、ダメ出しされて、再度工事をしないといけなかったという話も聞きます。完成したのち、10日以内に再度医院改装の報告に行きます。大幅に変わった場合は、一度視察が入りますので、その日にちを相談できるくらいに、保健所の技官と仲良くなってください。

医院の視察は、フロアが図面通りに作られているかの確認と、ある程度図面通りに器具が置かれているかの確認です。大型のロッカーや机、診察台、処置台、患者椅子などは、図面に盛り込んでおく必要があります。

薬を置いている場合は、劇薬指定の薬は置き場を赤いテープなどでマーキングして、別個に扱います。向精神薬、麻薬などを扱う場合は保管庫が必要です。冷蔵庫は薬保管専用に使うものを1つ買いましょう。

なお、眼科の場合は、コンタクトレンズ会社を併設することが多いです（地域によって異なります）。そのスペースは外からの入口が医院とは別にあって、中からはつながっていない必要があります。また、照度や換気についても指導されますので、照明と換気扇は備えておいてください。コンタクト管理棚を置く場合は、鍵が閉まるショーケースが好ましく、棚は内寸を測って提出する必要があります。これも後日、図面通りに置かれているかの確認があります。医院とは、別会社なので、視察は別にあります。

改装は思ったよりも大工事です。柱工事、エアコン埋め込み、水道工事、フロアの張替えなどがあると、まるまる5日間はかかります。出来上がったら、徹夜をしてでも、元通りに診察ができる状況にして、スタッフに普段通りに診療ができるかどうかの最終チェックをしてもらう必要があります。そのうえで、前院長に新しい医院をお渡しするというのが1週間の流れとなります。

実際には95％までできていれば、残りの部分、カーテンに傷があるだとか、壁紙が浮いているなど、気になるところは、少しずつ工務店の人にダメ出しして直していけばいいのです。だいたい坪30万円はかかると思ってください。手元に資金の無い方は、早期借入をして、それを本来の借り入れ金で返済すると上手くいきます。この辺の話は、会計士さんに任せてください。最終的には経費になりますので、あまり心配しなくてよいです。

この改装時に、家具や診察機器などを廃棄してよければまだ楽なのですが、私の場合はできるだけ以前のものを残して、診察スタイルは変えないでほしいという要望があり、苦労しました。

そこで新しくできた手術場に、開院後に使う診察道具などを購入しておき、最後でがらっと入れ替えるように準備をしていました。患者待合椅子、診察椅子などはスペースを取るので、一旦、家の倉庫に搬入しておきましたが、軽自動車1台分くらいありました。

医師会に入るには

医師会入会を希望するならば、できれば事前懇談を申し込みましょう。前院長が医師会に口利きをしてくれますので継承の場合、ハードルは低くなります。医師会は、入会金は高く、会費も高いのですが、やはり長いものには巻かれろという日本的な付き合いの中、開業医はどうしても入らざるをえない組織だと考えています。本入会の時にも面談があり、数人の先生からいろいろと質問されるのですが、事前面談をしておけば、その時にもこちらの条件を聞かれますから、問題が持ち上がった時には、時間に余裕を持って対応できます。また、本面談の時にも、緊張せずに済みます。質問は、

「手術をするのか」、「継承をして遡及をするのか」、「自由診療をするのか」など、通常はありきたりな内容です。平常心で面接を受ければ、特に問題となることはないと思います。医師会入会をするのは、いつでも構わないのですが、年数回分割で会費を取られます。入会書類は区切りのよい日付で提出するのが良いでしょう。ただし、記入書類が20種類以上あるので、1カ月くらい前には貰っておいて、書き上がれば事前に仮提出しておいたほうがスムーズです。それ以前に入っていた大学・地域の医師会などは、所属変更の書類を提出することになりますが、担当者がしっかりしていれば、そのあたりの手続きも任せられます。

医師会に入会すると、学校医の割り当てがあります。学校検診にも行かないといけないのですが、それは地域の患者さんを掘り起こすことにもなりますし、何より地域医療の一環となっているのだという気持ちにさせてくれます。他には、厚生局から記入方法のわからない書類が届いたとか、生活保護の方の県外からの受診は可能か、とかインフルエンザワクチンの始め方はどうすればいいとか、ちょっとわからないことが出たな、という時のチューターとしての窓口になってくれます。基本的には医師の味方で、身近な存在です。

入会金は、都市部の医師会は高いです。５００万円以上するでしょう。入会金の値段を書いた書類と同時に、ローンの書類も同封されていることもあり（笑）、それを見て支払い方はどうするかを考えればいいのです。私は開業時の借入金から一括で払いました。

電話番号の踏襲

医院を新しくする上で、覚えやすい自分の好きな電話番号にしたいと思うでしょうが、絶対に旧医院の番号を変えてはいけません。新規開院後、半年まではほとんどの方が、医院が変わったことに気づかずに電話をかけてきます。その後も1年たっても、まだ変わったことを知らない人から電話がかかってきます。定期的に医者にかかっている人ばかりではないので、病気になったときに初めて前にかかっていた医院の診察券を取り出してみて、電話してくるということです。このとき、電話番号が変わっていたらどうなるでしょうか？ 電話番号案内が教えてくれるから大丈夫？ 教えてくれた新しい番号にかけ直してくる患者さんは半分いるでしょうか。また、医院が変わってしまって、敷居があがったのではないかと気負うこともあるでしょう。

電話番号を変えるということは、以前からの患者さんたちに、もう来るなと言っているようなものです。ですので、前医院の電話番号、ＦＡＸ番号は絶対に変えてはいけません。

私は医院を新しくするときに、電子カルテは光通信が必要なので、ＮＴＴ回線から関西電力が母体のｅｏ光回線に乗り換えました。医院の電話番号は、そのまま踏襲しましたが、いまどき電話番号帳などみる人もいないと思っていたので、掲載料金のかかる電話番号帳掲載削除と、合わせて電話案内削除を申し入れたのです。するとＴＶに出た時など紹介の仕方によっては、ＮＴＴに、「〇〇市のＡＡ医院の電話番号は？」という問い合わせが殺到するようです。番号案内がなかったため、問い合わせの電話が医師会に行ってしまい、迷惑をかけました。後日調べてみると、電話帳掲載は有料だが、番号案内は無料でした。案内は残すという風に設定をしておいたほうが良いです。

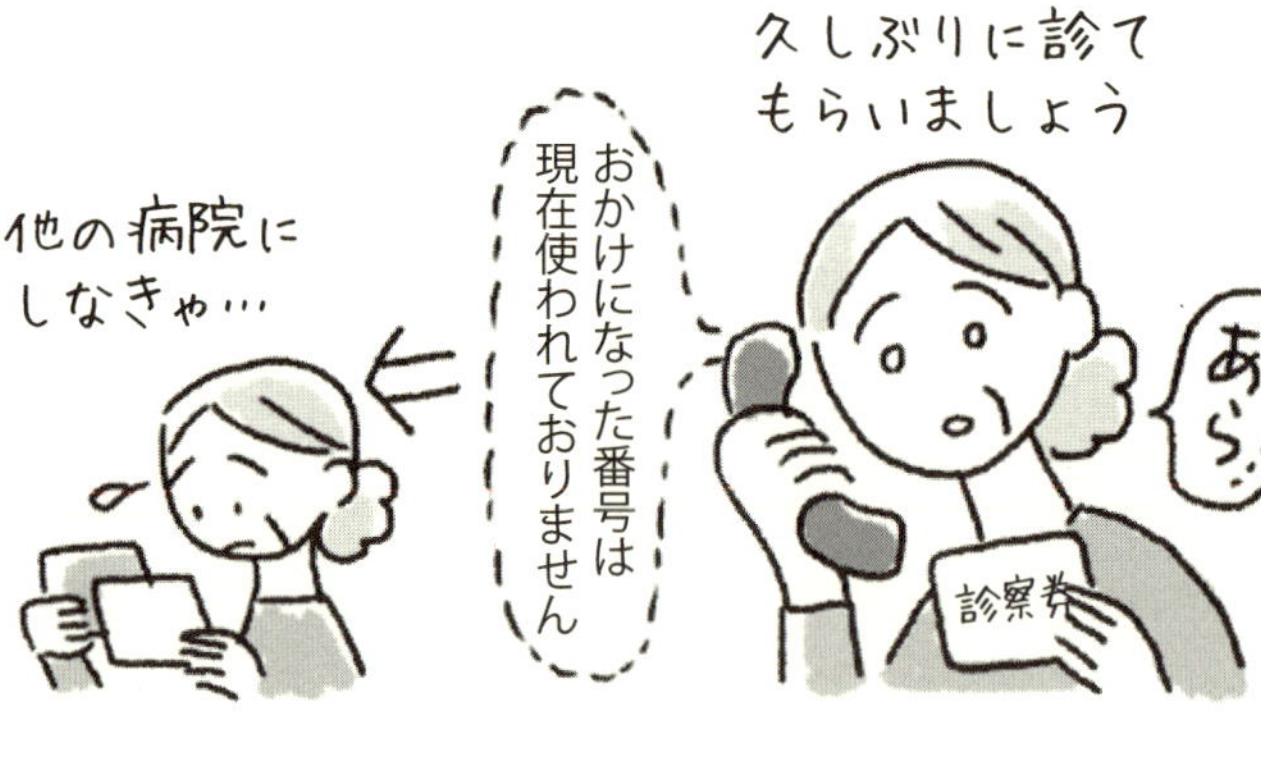
久しぶりに診てもらいましょう
あら…
おかけになった番号は現在使われておりません
診察券
他の病院にしなきゃ…

開業前のスタッフ研修から内覧会まで

旧医院は3月31日に閉院、新医院は4月1日に開設届けを提出しましたが、さすがにその日から診察はできず実際の開院は4月11日からでした。旧医院の閉院後、開院までの慌ただしさを、参考までに時系列でお示しします（次頁）。

4月11日開院前スケジュール

── 4月1日 ──

AM 8:30 大学に3月31日付の辞職証明および、4月1日以降の学外講師要請書類を取りに行く。

AM 9:15 保健所に前院長と集合。旧医院の閉院届け、旧コンタクトレンズ会社の閉所届けを提出。同時に医院開設届け、新コンタクトレンズ会社開所届けを提出。

AM 9:45 医師会に入会書類の残りを提出。1時間半の説明および、追加書類記入。

AM 11:30 医院に到着。院内の機器の運び出しの開始（新しい医院の始まり）。すでにホームセキュリティの工事（防犯カメラ撤去と設置など）は9時から開始。10時から光ネットの建物内（天井裏）配線工事を開始。11時半から旧医院の診察室、受付机など、廃棄物を機械屋さんのゴミ処理車に積み込み。

PM 13:00 一時、自宅に戻り、軽自動車1台分の荷物を機械屋さんのキャラバンに積載。

PM 14:00 荷ほどき、椅子やフロアランプの組み立て、当日配送してもらったミニ倉庫の組み立て（機械屋さん5人衆）。

PM 15:30 セキュリティ工事や、光回線などの工事終了。防犯カメラ・インターネットを使えるようにするためにこまごまとしたセッティングを繰り返す（総勢20名）。

PM 17:00 家内と院内の掃除

―― 4月2日 ――

AM 9:00	医院外看板の設置工事開始
AM 9:30	診察機器移動、手術機器、手術顕微鏡、手術椅子など到着、使えるようにセッティング（機械屋さん混成10人衆）。 別動部隊が、周辺の電気屋を廻る。
AM 10:30	電子カルテのセッティング開始。診察室らしくなる。 検査機器をつないで、電子カルテ取り込み確認を繰り返す。 18時半終了。

―― 4月4日 ――

新しい医院の始まり

AM 9:00	スタッフ全員集合　院長　開院挨拶、当院の特徴説明 戸締まり、掃除など院内ルールの説明と取決め
AM 10:00	2班に分かれて交代で 会計士と契約内容確認・サイン ユニフォーム到着・裾上げ計測
PM 12:00～ PM 13:00	昼休み（薬剤メーカー製品説明会①）
PM 13:00	目の人間ドック作成①(ORTと電カルスタッフ) 患者シュミレーション①(受付&NS:患者受付から会計まで) 16時終了

―― 4月5日 ――

AM 9:00～ PM 12:00	医療安全管理指針＋クレーム対策の授業 （講師：薬剤卸担当者）
PM 12:00～ PM 13:00	昼休み（薬剤メーカー製品説明会②）
PM 13:00	眼科機器メーカー　機器取扱説明会 ＋電カル会社 検査器機取込説明会（NS、受付） 目の人間ドック作成②(ORT）実用化へ

―― 4月6日 ――

AM 9:00	患者シュミレーション②（オペ編） 患者受付～術前検査、承諾書 患者来院～オペ前準備
AM 11:00	業者さんを模擬患者にして着替えを含めて手術の練習（2件程度） 手術器具メーカー立ち会い周辺機器説明会
PM 12:00～ PM 13:00	昼休み　コンタクトレンズ搬入 （コンタクトレンズメーカー製品説明会）
PM 13:00	コンタクトレンズの基本／FAX注文の仕方説明会 （コンタクトレンズ卸担当者）

―― 4月7日 ――

AM 9:00	患者シュミレーション③ 模擬患者さん来院（MRさん5人衆） 患者パターンから選び出して演じてもらう
PM 12:00～ PM 13:00	昼休み（健康食品メーカー製品説明会）
PM 13:00	患者シュミレーション④（自費　エステ） エステ受付、コース説明 エステ実技（院長母親）＋希望者

―― 4月8日 ――

開業前最終チェック

AM 9:00	患者シュミレーション⑤（オペ本番）
AM 9:30	オペ患者来院、承諾書確認
AM 10:00	手術開始（家内母親） 手術終了、術後安静30分
AM 11:00	術後説明、支払い、処方箋など
PM 12:00～ PM 13:00	昼休み（漢方薬メーカー製品説明会）
PM 13:00	患者シュミレーション⑥（自費） 目の人間ドックコース説明、受付、支払い（家内父親・知人） オルソケラトロジー説明、支払い（家内知人）

―― 4月9日 ――

内覧会当日

午前中	4/4〜8で練習不足の場合の予備
PM 12:00	全員集合　ユニフォーム＋名札配布 集合写真撮影
PM 13:00〜 PM 16:00	内覧会開催 訪名記帳（住所・肩書き） 〈注意点〉 お祝い品をいただいたら必ず連絡先を聞くこと おみやげ：合格コンタクト袋＋医院パンフレット＋ 医院名入りクリアファイル 医院の設備の紹介は各自できるように 手術相談の人→院長へ 親戚知人にはカルテID発行
PM 17:00	打ち上げ（1Fレストラン） おつかれさまでした

模擬患者の例（眼科）

Ⅰ患者のパターン　基本の10通り

①前回出してもらった薬が切れた → **投薬**
②朝起きたら目が赤い。鏡をみて気づいた（結膜下出血）→ **投薬なし**
③昨日から目の前にゴミが浮いている（飛蚊症）→ **散瞳、眼底写真**
④白内障が気になっている → **散瞳、眼底検査**
⑤緑内障が気になっている → **HF視野、OCT（Disc）、GP視野は予約枠へ**
⑥黄斑変性が気になっている → **OCT（黄斑）**
⑦最近涙が出る → **通水、ブジー、NSTなど**
⑧子供が結膜炎。今朝起きたら、目やにで眼が開かない → **アデノチェック**
⑨ペット部屋で目がかゆい、花粉の季節になると目がかゆい → **アレルギー採血**
⑩眼鏡を作りたい、コンタクトを作りたい → **ORTさんへ（眼鏡処方枠）**

Ⅱ手術がらみの10通り（承諾書等必要）

①最近目が見えにくい（白内障）→ **手術紹介**
②人からまぶたが下がってきたと言われた（眼瞼下垂）→ **Op申込、承諾書、採血**
③目が腫れている、痛い（ものもらい）→ **切開、承諾書**
④まつ毛が当たっている → **睫毛抜去、電気分解、手術ならOp申込**
⑤白目の皮がだぶついている（結膜弛緩症）→ **Op申込**
⑥老眼と言われているが、なんとかならないか → **サプリ、アイホット**
⑦白内障があるが、視力は良い。前房が浅い → **レーザー虹彩切開、承諾書**
⑧白内障術後は良く見えたが、最近見えにくい → **後発白内障にYAGレーザー**
⑨光視症があり、網膜に薄いところがあると言われた → **網膜光凝固**
⑩緑内障で点眼しても眼圧が下がらない → **隅角光凝固**

Ⅲ自費診療

①顔面のシミ・ソバカスが気になるが美容外科や本格エステは恥ずかしい
→ **アンチエイジング（フェイシャルエステ）**
②眼の人間ドックを受けたい（緑内障でないか心配など）→ **目の健康診断**
③近視進行をおさえたい → **オルソケラトロジー**

第3章　医院のスタイルを決める

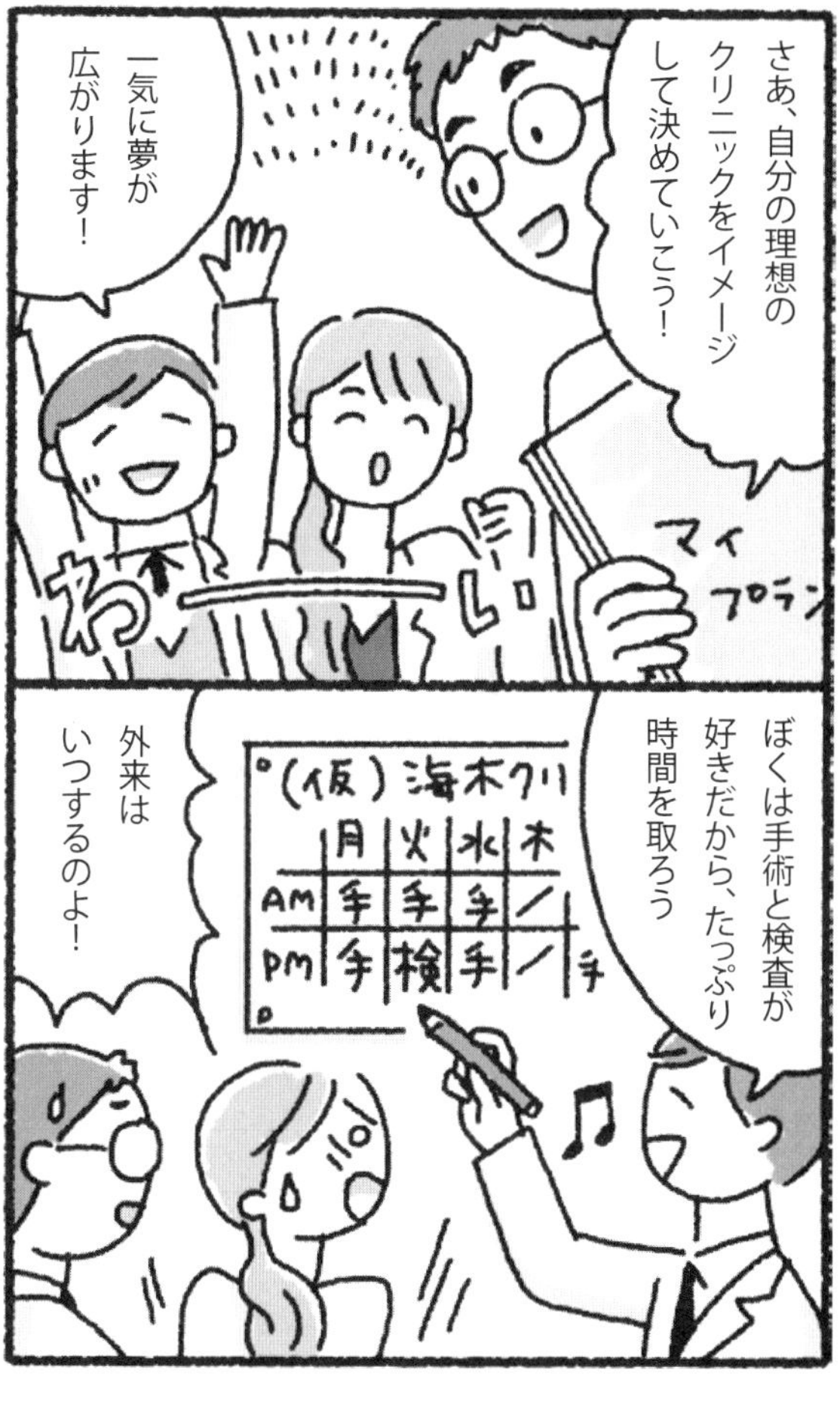
さあ、自分の理想のクリニックをイメージして決めていこう！
一気に夢が広がります！
わーい
マイプラン
ぼくは手術と検査が好きだから、たっぷり時間を取ろう
(仮)海木クリ
月 火 水 木
AM 手 手 手
PM 手 検 手
外来はいつするのよ！

開業したらどんなクリニックになる?

一番先に決めることだろうと思うかもしれませんが、実は優先順位はあとになります。その理由は、医師になった人のほとんどが、医学部に入学した時点で一度人生のゴールを迎えているからです。最近では、医学部教育が進化してきて、早い段階から何科になるにはどうしたらいい、という内容の講義もあるようですが、私の時代にはそんなものはなく、とりあえず6年間は遊んで暮らせるとあまり講義にも出ず、ダラダラとした学生生活を過ごしていました。結局、5年から6年生になってポリクリが始まり、そこであわててどこの科にいく?　という就職活動が始まるわけですが、親が医者の場合は、たいがいはその科目を選択すればよいので、あまり悩まずに人生を渡れるわけです。医師家庭ではない場合は、この科目の選択のときに、かなり真剣に人生選択を迫られるので、そのときに人生設計をすることになります。

大教授といわれる人や、手術で有名な大病院の部長先生などの話を聞いてみると、学生のときから将来はこういう風になりたいとはっきりとしたビジョンを持って医師研修をしてきたといいます。しかし、世の中、そんなに立派な先生たちばかりではないので、とりあえず選択した科に入って、5年間研修して専門医試験を受け、その試験をパスして肩書としては「○○科専門医」という世間体的には立派な医者になっている人が多いでしょう（私もそうでした。そこから奮起して、「眼形成」という専門を持ったのですが、それはまた別の機会に）。

ようするに、「専門分野」のない医師が開業するときには、開院したときのイメージを膨らませといっても、実はなかなか難しいということなのです。

得意分野がなければ、自分の長所を武器にするしかありません。人当たりが良い、話が面白い、親切、丁寧、機械マニア、イベント好きなどなんでもいいのです。その長所が発揮されるような診察室を作りあげることが大事です。勤務先の外来で、いまの瞬間決まったな、ドラマみたいだったな、というシチュエーションはないでしょうか。それが再現できるスタジオ作りをしていくというのが、一番わかりやすいかもしれません。進めていくうちに、方向性が見えてきます。

イメージが膨らまない人には、医院のロゴマークから先に決めてもいいかもしれません。最近はロゴも作りつけのものがネットで販売されています。2～5万円くらいです。文字はたいがい無料でつけてくれます。こだわりを持つならば、注文して作ってもらうこともできます。その場合は10万円前後だと思います。

ロゴが決まれば、「医院の理念」の作成に取りかかります。将来ホームページやパンフレットを作るときにも必要になってくるので、念入りに作りましょう。なぜ、ここで開業することになったのか、開業して何がやりたいのか、自分の特技はなにか。専門分野のある先生は、疾患の説明や、手術方法についてもしっかりと解説することで、医院の信頼が増します。開業直前にはしないといけないことがたくさんありますので、実務的に忙しくなる前に準備しておきましょう。

開院時間を決めよう

次に決めるべきは、どういう診察スタイルにするかです。手術・検査が大好きならば、午前診だけにして午後はオペにするとか、外来日を減らして専用のオペ日を作るかです。

ただし、術後診察の日を設けないと、手術をやりっ放しになってしまうので注意しましょう。開業してからのオペは想像以上に体力を使います。オーバーワークにならないように気をつけましょう。診察のスピードは人によって違います。これは予約人数の増減により調整可能ですので、あまり最初は気にしないほうが良いです。

開院時間は、自分の好きに決めて良いのです。オーソドックスな9～12時・16～19時というのから、子どもの送り迎えをしたいから10～17時までとか、夜型だから17～24時とか別になんだって良いのです。開院する曜日だって、好きな曜日でやって構いません。家の内装と同じです。オリジナリティを出して構いません。ただし、継承の場合は、あまりにも変更が多すぎると患者さんがびっくりしますから、無理のない範囲内で収めるのが普通です。

当然ですが、医師が自分1人しかいない場合は、毎日すべてのコマを開けていたのでは、体が持ちません。週休2日は絶対に必要です。体が資本です。また、前院長や他のドクターと一緒に仕事をするのであれば、そこは自分は休診にして、全体のコマ数を多くするように考えましょう。必要ならばバイトにも行けます。私は医院のキャパが不足するまでは1診制で良いと思っています。2診制は、雇われているドクターが自分のサラリーを稼げるくらいでないと、採算上きついと思います。なお、1コマ20人が理想です。少なくとも15人は来ないと笑顔が出ません。

週に30時間は仕事をしよう

時間外加算という言葉を知っていますか。これは医院の診察時間外に来た患者さんに対して請求できる加算点数ですが、それ以外にも夕方18時以降に初診で来た人や、土曜の昼12時以降に来た人は「早朝・夜間」加算が取れます。しかし、この加算を可能にするためには、週に30時間以上の外来時間を確保しないといけません。簡単ではないか、と思うかもしれませんが、午前9～12時、夕方16～19時の2コマで、木曜日休診の医院を考えてみると、月・火・水・金の4日で24時間。土曜日の午前で3時間追加して27時間にしかならず、これでは、加算対象にならないのです。

では、どうするか。木曜日の午前を開けるか、土曜の午後を開けるかです。これでようやく30時間になり、クリアするのが、なかなか厳しい条件だということがわかるでしょう。午前の診察時間を9～13時とかにして少し伸ばしている医院がありますが、これも30時間をクリアするための算段だと考えます。

ちなみに時間外管理加算というのは、別物で、医院が閉まったあとに電話対応をしたり、休日の当直体制をしいたりしている医院に対して、通常の診療のときにも加算が取れるというシステムのことをいいます。

隙間時間を活用する

他に働ける時間は？ そう、昼間の時間です。世の中の医院は、昼間の休憩時間を入れていることがほとんどです。これは、常勤スタッフの労働時間順守のためのカラクリでもあります。

常勤だと8時半から19時半までタイムカードに勤務時間がつくと、11時間勤務ということになります。昼間に3時間休むことで、ようやく8時間勤務となります。昼間に1時間しか休めないと10時間勤務となり、毎日出勤すると週4日で40時間に達します。なので、どこかの枠でその常勤さんは外れてもらうしかありません。昼間にしっかりと休みを入れている医院が多いのにはそういう理由もあります。一番いいのは、家が近くにある常勤がいて、午前と午後だけ来てくれることですが、なかなか都合よくはいきません。

しかし、パートさんが交代で出るようにすれば、何ら問題とはなりません。9～12時、13～16時、16～19時の三交代制にすれば、主婦は家事もできるし、多少重なりの時間は生じますが、申し送りに必要な時間と考えて目をつぶると、すべて上手くいきます。可能ならば、昼間の時間も使う方向で外来時間を設定することをお勧めします。

昼間に何をするのか？ 手術、検査、人間ドック、往診なんでも良いのです。セカンドオピニオン外来なども面白いでしょう。とにかく、何か仕事をすることで医院の生産性が上がります。院長のやる気次第です。昼飯をゆっくりと食べる時間はなくなりますが、外来はいつでも縮小できます。体が動く間は、何かしたほうが良いと思います。

クリニックはなぜ休みが多いのか？

「医院はサービス業だから、休みのときも開けていたほうがいいのではないか？」
「休みのときには開いている医院が少ないから、開けたらガバッと患者さんが来るのではないか？」

両方とも間違いです。

医院はサービス業ではありますが、それ以前に経営を考えなければ潰れてしまいます。なので、患者数が少なくてスタッフを雇うだけの診療報酬が出ない場合は、開院しないほうが賢明です。

世の中には、通念があります。医院は日祝は休み、土曜も午前まで。これを覆すような時間に開けてみても、思ったほどは患者さんは来ません。もちろん、コンタクトレンズ眼科のように、日・祝にも開いているだろうと予測される場合は違いますが。散髪屋さんは月曜日が休みです。行きつけの店のマスターに聞いてみると、以前、月曜日に店を開けてみたけれど、新規のお客さんは来ずに、空いているからいいやと常連客が月曜日に流れて、平日の入りが薄くなるのみだったと。結局、医院にも同じようなことがいえます。

平日はしっかりと仕事をして、日・祝は休み、またお盆や年末・年始などもしっかりと休みを取って、スタッフの休養や充電に充てる方が賢明です。もちろん、閉めている日のスタッフ給与は発生しません（パートの場合）。例えば、元旦に開院していたら患者さんが5人～10人は来るでしょう。もちろん感謝もされます。しかし、この人数のために正月特別給料を払ってまで、スタッフを動員して医院を開けるメリットというのは無いと思います（休日診療所が近くにないエリアでの開業の場合は状況が異なります）。

木曜の開院、土曜午後の開院について

土曜日午後の開院については、一般に「あそこの医院は土曜の午後もやっている」と認識されるまで1年以上かかります。なので、しばらくはせっかく開けているのに、スタッフを遊ばせている

だけで勿体ないと思う気持ちが強いと思います。専門外来を設けて暇つぶしをするか、棚卸などするか、何か建設的なことに時間を使ってください。

木曜の休診、もしくは木曜午後休診も多いと思います。

これは、医師会関係の会合や呼び出しが木曜日の午後に多くあるからです。なぜ木曜日の午後にあるのかというと、それは多くの医院が木曜日の午後が休診だからという「卵が先か鶏が先か」的なパラドックスになっているのです。現実問題、「長いものには巻かれろ」という諺もあり、院長は木曜日の午後はすぐに予約を変更して休診できるという体制を取っておいたほうが安全です。

時間外も「人助け」

毎週1人くらい予約の時間を間違えて来る人は、（例えば13時を午後3時とか、昼間もやっていると思って来るとか）必ずいます。その時間帯に来た人も、もし院長の手が空いていれば、できるだけ診てあげてください。もちろん、検査員がいなかったら詳しい検査は無理ですが、診察のみでなんとかできる場合は、診たほうが後の高評価につながります。癖になるからといって、冷たくあしらうこともあるかと思いますが、患者さんも理由があって、その時間に来たはずなので、スタッフには「休み時間を削ってごめんね」と声掛けをして、診察してあげてください。もちろん、16時予約の人が、15時に来ていて、16時まで待ちますという場合は、15時45分頃まで待たせることは普通です。

医院の評価を上げるものは何か？

患者さんは、あまり率直にモノを言ってくれません。何か気に入らないことを言って、院長に嫌われたくないと思っているからです。ときどき、フランクな人がいて、これが邪魔だとか、使いにくいなどと文句を言ってくれるならば、金言として受け止めてください。

あたりまえのこととして、気にしないといけないことは、待合室の温度、臭い、清潔さ、混み具合など、心地良い音楽をかけたりして待ち易い雰囲気を作り出すことに精を出してください。

受付さんは医院の顔といっても良い存在です。いつも笑顔で応対できるように教育しましょう。イライラ感や傲慢さが表に出やすいタイプの人は要注意です。特に受付時間ギリギリに来た人にも

「大丈夫ですよ」と声をかけてあげることのできる優しさが必要です。

あと、診察までの時間は少しくらい長くても待てるが、診察が終わったあとの待ち時間は我慢できないことを肝に銘じるべきです。診察が終わったら、できるだけ早く会計が出るようにしてください。帰り際に「お大事に」の一声も忘れてはいけません。

私は登院すると、まず朝イチに外回りの清掃を必ずします。扉前のオリーブの葉っぱが落ちていたら掃き集めますし、雨で階段に水が溜まっていたら、ホウキで流します。また、大雨の時は、院内に泥を持ち込まれたくないので、外に吸水性の高いマットを敷きます。ついでにトイレの話も。

男性は立ち小便をします。それは、別に構わないのですがとにかく飛び散ります。私はそれで終わってはいません。毎回床と便座の裏についた、患者さんの跡を一緒にきれいにしてから出ています。家ではこんなことはしないのですが、やはり医院は清潔が

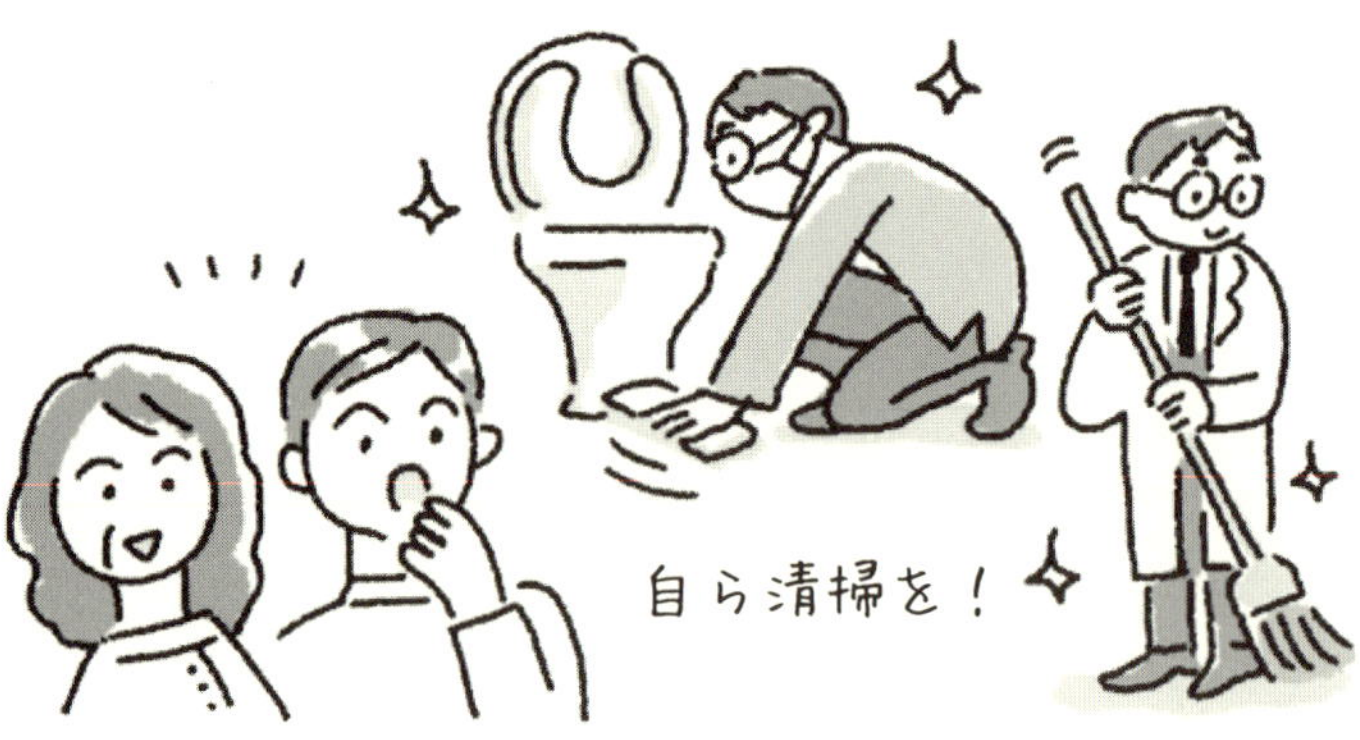

一番です。

このようにして、院長自ら外回りをきれいにすることで、スタッフにも、医院をきれいにするんだという意識を持ってもらうようにしています。

コマが決まったら、スタッフ数を考えよう

基本は、受付・会計2人、検査員1人、看護師1人、ドクター1人の5人体制（ファイブマンセル）でしょう。これだけ人数がいれば、医院が動き出します。電子カルテだとシュライバーが1人増えて、シックスマンセルになります。この人たちをすべてのコマに配置するのか、抜けるところはあるのか、またもっとたくさん必要なのか、ということをシミュレーションします。例えば、手術の時には、患者さんは1時間に1人くらいしか来ないので、受付・会計は1人でできるでしょう。シュライバーもいりません。看護師は外回り、内回りの2人いるかもしれません。検査員は、患者さん誘導に使えます。そのように、いろいろと考えて、すべての診療を廻すのに、どの業種に何人の人がいるのかを考えてください。スタッフが不足すると、やりたいことができなくなってしまいます。

開院当初の診療時間割

【勤務医】

	月	火	水	木	金	土
9:00 ≀ 12:00	院長 （視野）	勤務医 （視野）	院長	—	前院長 （視野）	院長
13:00 ≀ 16:00	処置 （院長）	手術 （院長）	目の健康 診断 （院長）	—	アンチ エイジング （エステ）	オルソ ケラトロジー （院長）
16:00 ≀ 19:00	院長	院長	院長 （コンタクト外来）	—	院長	—

【勤務スタッフ】

	月	火	水	木	金	土
9:00 ≀ 12:00	受付 2名 シュライバー 1名 ORT 2名 Ns 1名	受付 2名 シュライバー 1名 ORT 2名 Ns 1名	受付 2名 シュライバー 1名 ORT 1名 Ns 1名	—	受付 2名 シュライバー 1名 ORT 2名	受付 2名 シュライバー 1名 ORT 1名 Ns 1名
13:00 ≀ 16:00	受付 1名 ORT 1名 Ns 1名	受付 1名 ORT 1名 Ns 2名	受付 1名 ORT 1名	—	受付 1名 ORT 1名 エステ 1名	受付 1名 シュライバー 1名 ORT 1名 Ns 1名
16:00 ≀ 19:00	受付 2名 シュライバー 1名 ORT 1名 Ns 1名	受付 2名 シュライバー 1名 ORT 1名 Ns 1名	受付 2名 シュライバー 1名 OMA 1名 ORT 1名 Ns 1名	—	受付 2名 シュライバー 1名 ORT 1名 Ns 1名	—

Ⅰ．受付さんの仕事

①外来

- 患者挨拶、問診票手渡し
- 保険証確認
- カルテ作成・診察券作成
- 患者誘導
- CT、MRI などの他院検査の予約
- 紹介状送付・手渡しの準備
- 大病院紹介の場合、地域連携の FAX
- 投薬内容確認（院外）
- 会計
- 予約確認

②手術日

- 患者受付
- 承諾書回収
- 患者移動（Op 室までの行き・帰り）
- 着替え、ロッカーキー預かり
- 患部冷却（アイスノン）準備、粗茶準備
- 投薬内容確認（院内）
- 会計、帰宅用意（TAXI あるいはお迎え Call）
- 次回予約確認

③目の健康診断（目の人間ドック）

- 患者受付
- コース確認
- 問診票渡し
- 送付先確認
- 粗茶準備・会計
- ファイリング、結果記入の確認、印刷
- 郵送

④アンチエイジング（フェイシャルエステ）

- 受付
- コース確認
- 会計
- 着替え案内
- 粗茶準備

掃除場所

- 外部：踊り場、階段、玄関
- 待合室、受付
- スタッフルーム、Dr ルーム
- 診察室
- OP 場、リカバリールーム
- 視力室、視野室
- 機器電源 OFF
  - エアコン電源 OFF
  - 消灯
- 戸締り関係
  - ガラス扉・CL 扉
  - シャッター
  - セコム

Ⅱ. シュライバーさんの仕事

①外来

・カルテ入力補佐（病名入力、投薬補佐、診察処置コスト、予約作成）
・紹介状・返書下書き作成
・保険会社診断書記入準備
・各種診断書下書き作成

②手術日

・手術記事の確認（事後）

③レセプト請求（月初め）

・院長と共同作業

Ⅲ. 視能訓練士（ORT）の仕事

①診療に必要な検査

・視力・眼圧
・トポグラフィー・内皮スペキュラー
・眼鏡処方
・眼底カメラ・OCT
・視野（HFA・GP）
・CFF、ヘス、APCT など眼科検査
・処置：点眼（散瞳剤・調節麻痺剤）

②コンタクトレンズ処方に関する検査

・種類
・在庫確認
・特性の把握
・発注

③目の人間ドックのメインの技師（体重、体脂肪、簡易血圧計測も）

・検査から入力、ファイリングまで

④オルソケラトロジーの定期検査

Ⅳ. 看護師の仕事

①外来

・診察道具の準備
・診察補助
（点眼麻酔、散瞳薬点眼など）
・処置準備（霰粒腫手術・通水など）
・流行性角結膜炎（EKC）診断キット準備
・点滴（抗生物質・マンニトールなど）
・採血（アレルギー・術前）
・サンプル提出（血液、病理など）
・処置道具の準備
・機器洗浄・消毒

②手術前準備

・患者手術内容説明（承諾書手渡し、説明文書手渡し）
・患者手術日決定
・患者背景問診（持病、内服、Op 歴、付き添いの有無）
・術前採血、血圧測定

③手術

・内回り・外回り
・手術器具準備
・手術薬剤の準備
・患者術中血圧測定、SpO2 測定
・術前点眼麻酔投与
・術前洗眼、消毒（Dr と共同）
・手術助手（糸切り、糸付け、出血拭きなど）
・術中の物品出し（針・糸や機材）
・術後患者の見守り（患部冷却）
・術後の器具洗い・組み
・物品発注
・手術場の清掃

1日3時間枠×2で、週に5日診察したら、10コマあります。受付さんが3人ずつ必要ならば、延べ30人で、1人5コマくらい出てもらえれば、6人が適正人数です。昼間も働くと、15コマで、延べ45人必要になります。そうすると、受付さんは9人必要になります。5コマといっても、ほとんど毎日くることになるので、もう少し楽な仕事がしたいという人が多いと、雇う人数もさらに増えます。そのあたりは、スタッフ長と話しあって決めてください。また、奥さんなど、スタッフの欠員時に急場をしのぐために穴埋めできる人員が必要なこともわかるでしょう。常勤がいる場合は、その人のコマ数を差し引いて、残りをパートさんで割るようにすればいいのです。こういう計算は、医師の生活にはあまりなじみがないので、苦手と感じる先生が多いと思いますが、開業医が経営者でもあるといわれるのは、まさにこのあたりです。何事も慣れですから、頑張りましょう。

専門職の人は、なかなかアイデムでは集まりにくいのですが、看護師は主婦になって一度リタイアした人が、かなりの人数埋もれていますので、週1回からという文言を出せば、応募がある可能性が高くなります。一度働き出すと、もともとは能力の高い人が多いですから、週に3回くらいは出てくれるようになります。常勤さんを雇っても良いですが、月給20万円はします。人材派遣を利用すると、1年分給与の2~3割をピンハネされます。常勤看護師の1年の給与はだいたい250万円くらいはありますから、約50万円支払うことになります。人材派遣の良いところを上げるならば、辞めて欲しいときに、交渉を代わりにしてくれるということです。どちらがよいかは、院長が決めてください。

検査員は、その専門職の協会ホームページに募集をかけるか、養成学校に募集を貼らせてもらうか。または、講師の先生と直接話をするか、そのくらいしないと、良い人材は集まらないことが多いです。パートの場合、希望の平均収入（月額）受付さんは5～6万円、看護師さんは9～10万円、検査員は10～15万円です。

スタッフの制服を決めよう

最近は白衣ブームでもあり、高級な白衣は1着50万円もするものがあります。私は高級志向ではないので、ユニクロなどでも良いと考えています。消耗品ですから高いものは要りませんが、スタイリッシュさを心がけて選ぶようにしています。スタッフの制服も、とても女子力が高いものもありますが、院内でセクハラがおきても困りますので、露出は極力控えましょう。

また個人で通販などで注文するのはやめましょう。例えば15人分で、替えもあわせたら30人分、術衣なども合わせたら50着くらい購入する大口客です。服の通販では、返品などが煩雑です。担当者をつけてくれるのならば別ですが、直接購入はやめたほうがいいでしょう。制服屋さんに頼んでもいいですが、自分の会社の製品を勧めてくるのは間違いないので、広く良いものを集めるには、機械屋さんにパンフレットをもらってきてもらい、そこから選ぶか、自分が気に入ったユニフォームのパンフレットを見せて、その機械屋さんに扱ってもらえるかどうかを聞けばいいのです。まず間違いなくOKが出ます。業者同士の付き合いというのは、個人に対するよりも敷居が低いようで、例えば、最初にユニフォームを決定するときには、1着ずつくらいならば、サンプルが出ます。これをもとに、スタッフか奥さんに着てもらって、自分の医院の色を作っていきましょう。

ユニフォームを発注するときは、学校の制服採寸のようになります。機械屋さんに採用するユニフォームのサイズ違いを持ってきてもらい、実際に着替えてもらって決めます。時間節約のため業種別に分かれてもらいます。ワンピースだったらサイズ指定のみでOKですが、セパレートであれば、上下のサイズが違ってくる人もいますので、必ずサイズ違いを用意して着てもらいましょう。同時にサンダルのサイズも決めて発注します。服を買ってもらえると人は喜びますので、開院前の苦しい時間の中では比較的楽しい作業です。

スタッフのユニフォームは2年くらいはもつと思いますが、生地のよれなどを確認して、へたってきたと思ったら早めに買い替えてあげましょう。寒くなってきたらカーディガンの支給などもしてあげて下さい。予想以上に喜ばれます。

第4章　医院のスタッフを決める

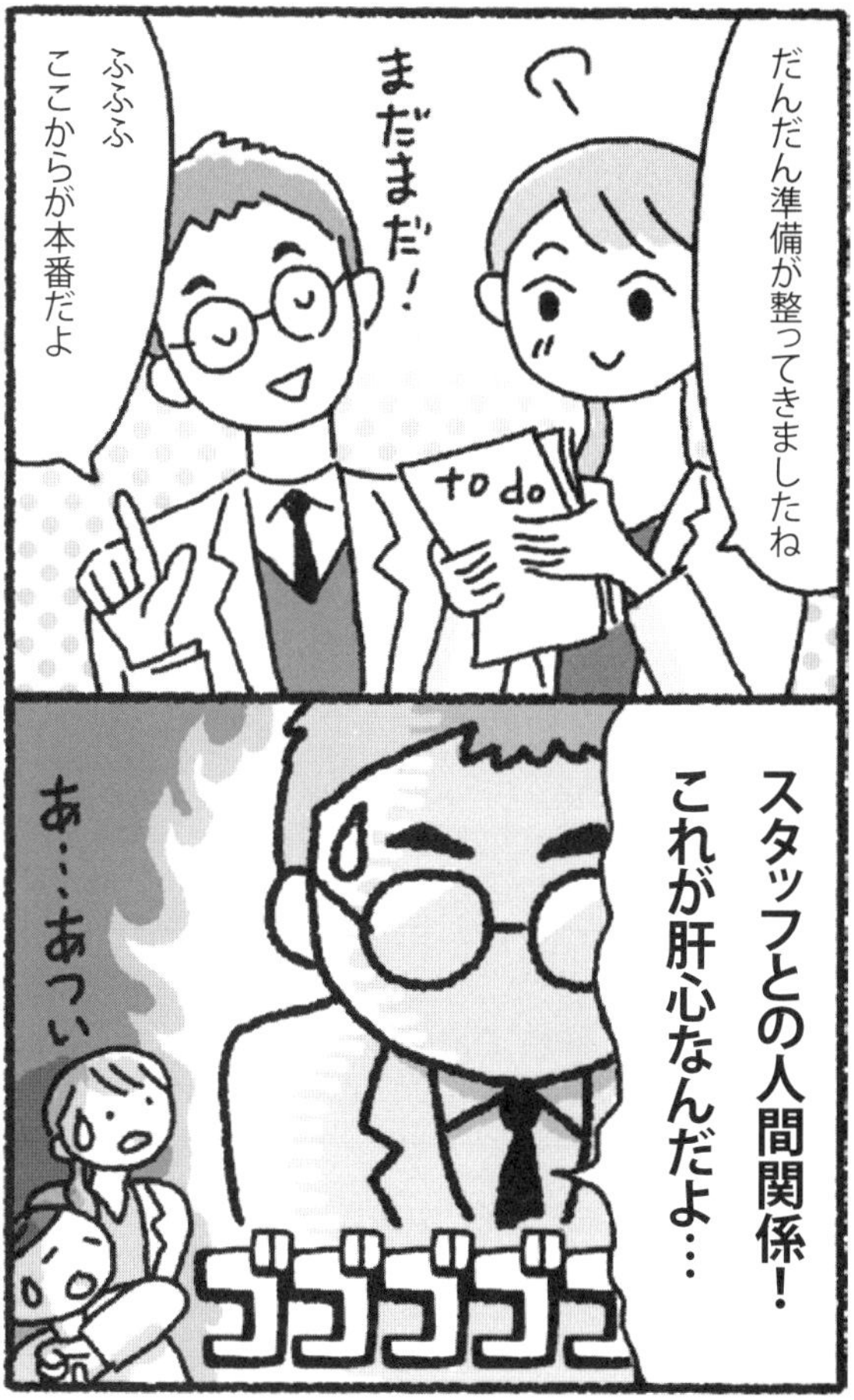
だんだん準備が整ってきましたね
まだまだ！
ふふふ
ここからが本番だよ
to do
スタッフとの人間関係！
これが肝心なんだよ…
ゴゴゴゴゴ
あ…あつい

人を雇うということ

人を雇うということは簡単ではありません。年齢によっては、自分よりも年上の人を雇うことになります。人生経験の豊富さが人を従わせるのに役に立ちます。院長が30歳代の場合は、40歳代以上の親戚か知人に事務長か会計長になってもらったほうが上手くいくでしょう。院長が40歳以上の場合は、自分が中心となってスタッフを管理することが可能ですが、できれば奥さんが会計・事務・人事を握ることでより上手くいきます。逆に女性院長の場合、夫が忙しければ、母親にお願いするか、親戚関係の信頼できる人を置くといいでしょう。院長1人ですべてをカバーできるほどの仕事量ではありません。

受付さんをパートで募集すると、送られてくる履歴書は、ほとんどが45歳以上です。まれに40歳くらいの人もいますが、それより若い人が応募してくることはまずありません。これは、社会の縮図であり、母親が子どもが自立できる年齢（12～15歳くらい）になるまでは、専業主婦でいるということが理由です。逆に若い人が応募してきても、夕方の仕事には出れない（子どもを迎えにいく必要がある）ので、他のスタッフとの公平性を考えると、雇うことができないのです。

長年仕事を離れていた主婦は戦力にならないのでは？　と考える人もいますが、そんなことはありません。日本の主婦は世間のマナーには厳しいし、多くが若いときは企業に就職したことのある人たちです。キャラクターの問題など、人選を間違えなければ、戦力になります。ただし、院長の右腕になるような人はなかなかいないので、これはと思う人にはリーダーの肩書を与え、他のスタッフを束ねる役につけると良いでしょう（例えば、翌月の仕事出番を組ませたり、掃除当番を決めたりしてもらう）。もちろん、役職手当というものが必要です。

雇用後にわかることで一番困るのが、各人のお金に関する感覚が違うことです。雇って半年くらいまでは、いろいろ言われます。普段は何も言わないような人もお金に関しては言ってくるのです。要は細かいところです。「8時25分に出勤していますが、8時半からしかカウントされないのですか？」これは、事前にそう通達していたとしても、聞いてくる人はいます。このくらいは気にしないことです。

経営者に対する距離感も違います。院長に対する敬意が示せな

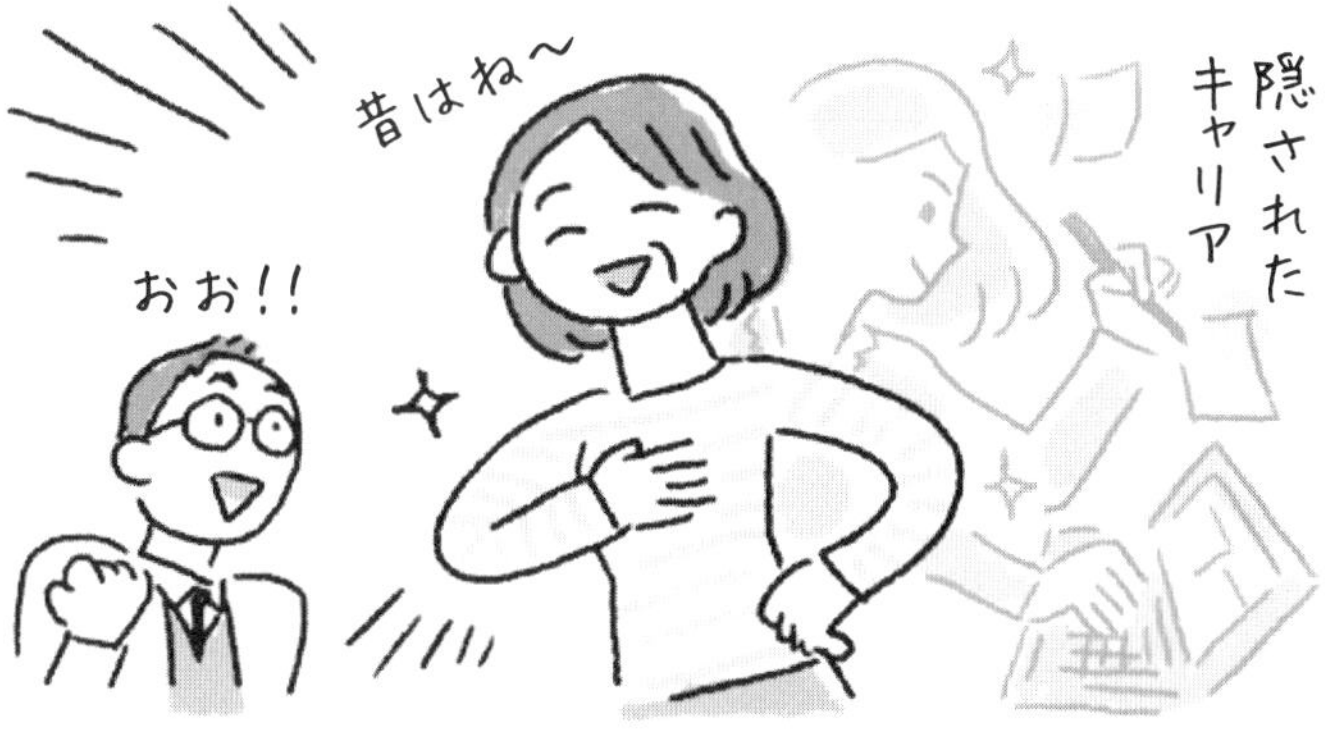

い人は、いくら他のスタッフと仲良くしていても、ときどきびっくりするような言動が見られます。例えば院内ルールを改善するとしても、院長には知らせずに決めていたり、院長がその提案を却下しても、いつまでもそのことを根に持っていたりする人は、仕事ができても管理するのが難しく、退職してもらう必要があります。

面接にあたって

履歴書を見てわかることも多いです。基本的なことですが、きちんと写真が貼られているか（折れたり、スナップ写真だったりは論外）。顔写真のみでも、苦手だとか、気に入ったとか、これも大事なインスピレーションです。私は気が強すぎそうな人は見送ります。学歴は要職に充てる人でない限りはあまり気にしないでいいでしょう。前職を見て使えそうな人は面接しましょう。字が極端に個性的なのは、本人のキャラも個性的なのが、ある程度予測できます。

面接にあたり事前に用意するものとして

①面接に呼ばずに落選を知らせる書類

②面接に来てほしいと知らせる書類（本当は電話連絡のほうが、相手の都合も聞けるのでそのほうがいい。この連絡のときの反応で、相手の人となりがわかる。実際にはこの時点で、当選か落選が決まっているといっても過言ではない）

③面接のときに聞く内容を書いたチェックシート

①の封書には、履歴書を書いてもらったお礼に500円くらいの図書券かプリペイドカードを入れたほうがいいでしょう。②の人には面接に来てもらって、落とす人には帰るときにお車代として渡せばよいです。

あとは面接のときの印象。院長1人で面接するのではなく、必ず奥さんかリーダーを同席させましょう。相手が看護師の場合は看護師を同席させます。そのとき感じた感覚が後々まで影響します。少しでも嫌だったらやめたほうがいいでしょう。自分1人では決められない時もありますが、同席した人の意見よりは、自分の直感を信じたほうがいいでしょう。要は、相手の本音が聞けるような面接場を作り出すことです。新規のときは別ですが、医院の面接では、医院の休日に既存スタッフを呼び出して面接していたのでは余分の給料がかかります。昼間のクリニックが空いた時間帯、または土曜日の午後などを利用して面接するのがいいでしょう。

遅刻は厳禁です。その時点で縁がありません。たいがいの人は10分前には来ます。院内で待たせて、そのときの状況を観察するのもよいことです。がさがさして医院に置いてある雑誌など読もうものならアウトです。

基本的なことですが、呼び入れたとき、こちらが椅子を勧める前に座る人はアウトです。履歴書の内容を面前でチェックします。通勤にかかる時間、家族構成、子どもの年齢は特に重要です。小6、中3の子どもがいるならば、受験があるかないかも聞きます。今までの仕事内容を聞いて、どんな部署で何の仕事をしていたのか、さらっと語ってもらいます。どの時間帯に働いてもらえる人員が必要なのか、また仕事内容について、診察のような語り口で、院長の性格、医院の雰囲気を感じてもらいながら話をしましょう。相手の理解度、反応を見て、採用するかどうかを決めます。

筆者がよくする質問は、もしサッカー選手だったら、どこのポジションをやりたいか? です。女性はサッカーをあまり見ないのでと答えるので、具体的に選手名を例に挙げます。エーストライカーと答える人はあまりいないが、受付向きではありません。

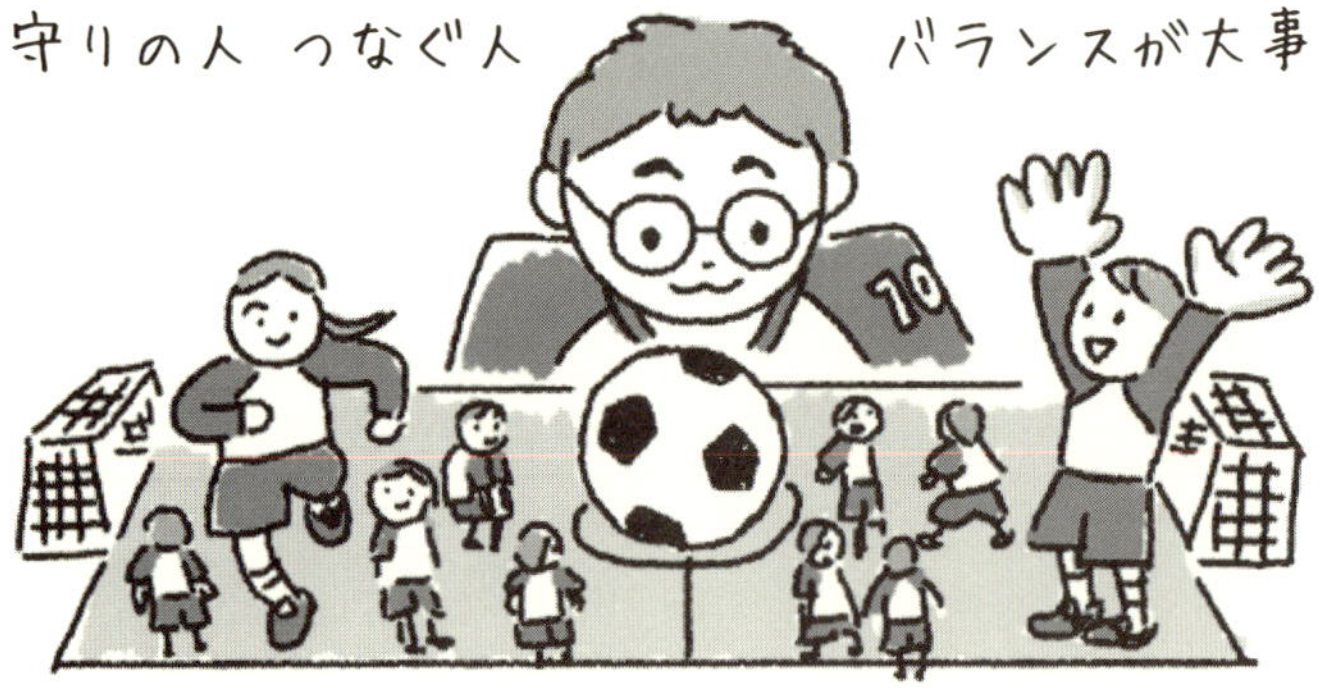

普通は、つなぐ人、または守りの人、たまにキーパーの人もいます。これらは合格。

癒しの人を入れる

これは組織を作りあげる上で、大事なことです。日本人は真面目なので、他人より能力が劣っていると、努力して、なんとか勝ろうとします。しかし、これが競争を生み出し、場合によっては、チームにギスギスした雰囲気を作り出してしまいます。そのときにいてくれると助かるのが、自分が一番下でも気にしない人です。もちろん、あまりに仕事ができないのではダメですが、普通のことが任せられて、ちょっと他の人より遅い。しかし、性格が良くてみんなに愛されているというキャラクターの人は大事にしましょう。癒しにもなり、みんながこの人よりはできるから大丈夫と思うので、チームの雰囲気がホワンとした安心できるものになります。医院には、能力主義のギスギス感はいりません。

少し自分の好みとは違う人を入れる

これはとても難しい。経営者としては、できるだけ自分の好みの人で固めたい、反論も受けることなく従順な人たちの中で、強権を振り回していたい、こう考えるのが普通です。しかし、それは周りからみれば、弱いチームかもしれません。もし、院長の苦手なタイプの人から攻撃を受けた場合、院長に似た性格の人のみでは組織が脆弱かもしれません。羊の群れのように押されたらそのまま流されていくかもしれません。そういうときに、異分子が入っているほうが、反論もできるのではないかと考えるのです。ただ、そういう人は、しばしば院長とも対立を引き起こします。子飼いにしておくのは難しいのかもしれません。でも、院長または医院のことを好きでいてくれるならば、いてもらったほうがいいのかもしれません。私自身この問題には、まだ決着はついていません。

ベテランさんの扱い

見習いの人の賃金が安いのには理由があります。仕事ができないからだけではありません。それは、古株の人からみて、新人の賃金が自分と同じだったら腹が立つという心理をくまないといけません。もし、ベテランの人に辞めて欲しくなかったら、20円でも50円でも新人の時給を安くしてください。それがベテランさんに対する敬意になります。

医院継承において、旧スタッフを残すかどうかは、前院長の会計士を残すかどうかと同じくらい重要な問題です。前院長が新体制後の診療に関わるならば、1人か2人を残して、関わらないならば、全員入れ替える覚悟で臨んでも構いません。ただし、保険証を読む力のある人（医院受付経験者）が1人は必要です。募集すれば受付さんは無資格でも働けるので応募者は多いです。逆に検査員や看護師は、応募者が少ないです。

もし、医院が切り替わるときに旧スタッフを切るのであれば、契約時に新人と給料を同じにして、それでもうちの医院に勤めてもらえますか？ と聞けばよいのです。あまりにも前院長との蜜月関係が長いような人は積極的に切っていかないといけません。そういう人は、給料が同じで仕事内容が増えると反乱を起こす可能性があります。知識や経験はもったいないですが、素直に応じてくれないならば、契約をしないようにするのが賢明です。

新規スタッフとの契約

見習い期間は1～3カ月間、そのあと本契約を結びます。見習い期間も最低時給を確保してください（地域によって最低時給が違いますので確認してください。労働基準監督署のホームページなどに載っています）。

経営者からしたら研修のときにも、なぜ本給に近い値段を払わないといけないのかといぶかしく思うのですがこれは常識です。研修に行かせたらそのときの交通費も支給する義務があります。研修中も1人当たり日給が5000円はかかると思いますが、そこは目をつぶらないといけません。見習い期間中の雇用契約書は、ネットなどにもＵｐされている簡便なものでも構いません。ただし、仮雇用期間と勤務時間、時給、交通費支給の有無などが記されていないといけません。

本契約は契約書として、きちんとしたものを司法書士か会計事務所に作ってもらって、契約時もできれば同席してもらいましょう。自署もしくは印鑑が必要です。1年おきに契約更新をする文面で作成しておくと、もしも辞めてもらわないといけない人が出た場合に、交渉の機会を得ることができます。

また、パートさんはいつでも解雇できると思っていても、3年以上経過すると、正社員と同じ扱いになって、辞めてもらうための労力が必要となりますので、注意が必要です。

スタッフが反乱を起こすとどうなるか?

よく聞く都市伝説で、「院長が出勤したら、事務員が誰も来なかった。」とかいう話がありますが、当院でも、同じようなことが起きました。紹介します。

忘れもしない7月天神祭の土曜の夕方に、旧スタッフのリーダーから、お話がありますと言われた。何だろうと思っていると、医院の扉が開いて、旧スタッフがぞろぞろと入ってきて、ただならぬ雰囲気を感じていると開口一番、「私たちは先生についていけません、前院長とともに辞めさせてください。かつ、来週からの外来のお手伝いもできません」となった。頭の中が真っ白になったがここで引いては男がすたる。「それも良いでしょう。しかし、新しいスタッフが見つかるまでしばらくは、土曜日は手伝ってください」と述べた。答えは、「考えます」だったが、きっと芳しくない答えが返ってくるのはわかっていた。

旧スタッフの中に1人だけ、僕の味方をしてくれた人（旧スタッフが結託して辞めることに反発

してくれた）と、4月から新しく雇っていたスタッフ1人でなんとか廻すことになったのですが、主婦なので、すべての土曜日には働きにこれません。どうしても穴が空きそうなところは、知り合いの検査員などを呼んで、なんとか乗り切りました。本当に針のムシロでした。この件が、開業準備で一番肝を冷やした出来事でした。

ただ、謀反の理由が、新しく雇ったスタッフの給料と、旧スタッフの給料が一緒だったのが面白くなかっただったり、履歴書送ってきた人の中で、一番可愛らしい人を選んだとか、経営側としてはとてもためになる話が聞けたのでした。

給与計算とタイムカード

給与計算は大変な作業です。何が大変か？　雇われ側は、

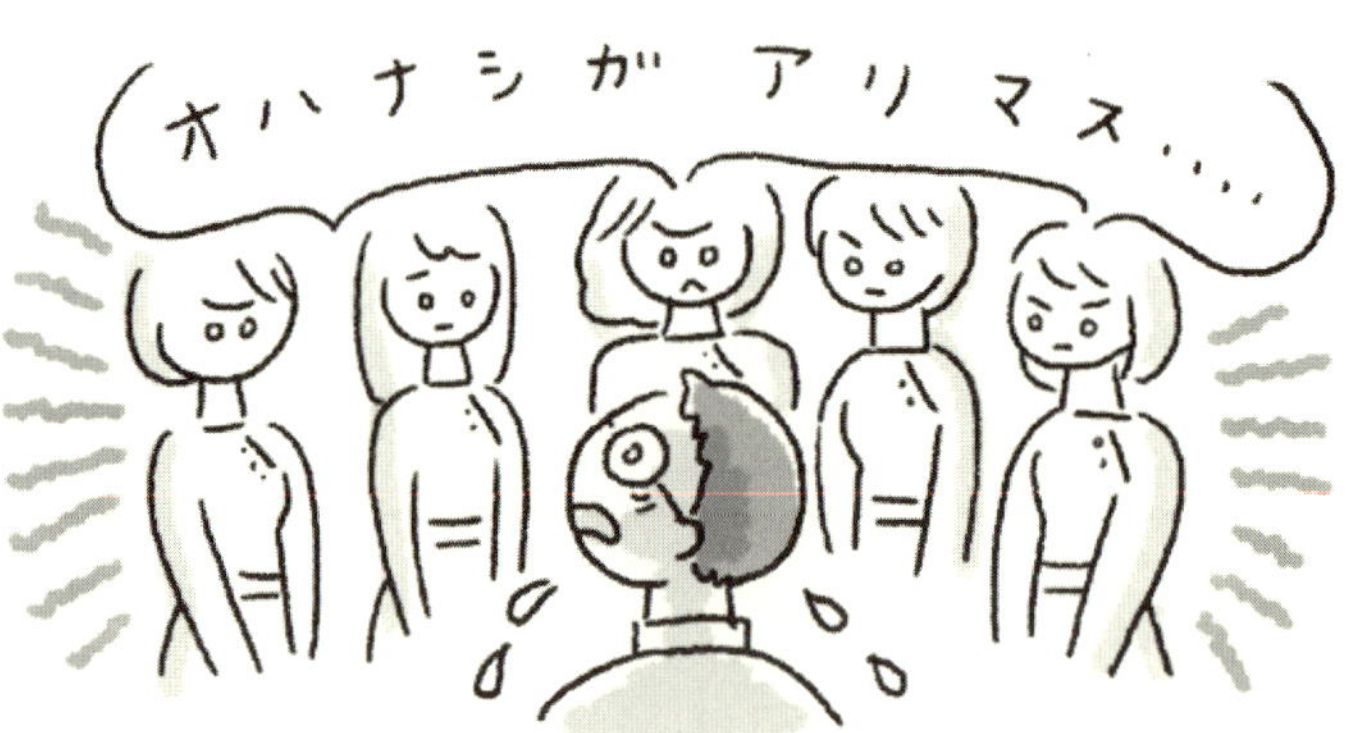

100円のミスも逃さずに追求してくるということです。経営側としては、その日に働いた時間が10分短くても長くても、だいたいオーラスで揃っていればプラスマイナス0になっていいのでは？と思ってしまいがちですが、世の中そんなに甘くはないのです。

開業当初は、タイムカードに印字された時間を手計算で引き算し、時給の欄に当てはめていくという方式でした。1人が月15日働いているとして、15人も計算したら、200回以上の計算が必要になり、どうしてもミスが出ます。そのたびに文句を言われて、この医院は信頼がおけないという態度を取られると、上手く治められなくなっていきます。

のちに、エクセルを使って、タイムカードの開始時間と終了時間を入力して自動計算させて、誤りを最低限にすることで納得してもらいました。それでも入力間違い（時給単価が違うところに転記ミスをするなど）が起こるので、給与明細を渡したあとは、いつもドキドキします。

また間違いをいわれたときは、すぐに訂正したくなりますが、犯罪ではありません。とりあえず指摘の内容を確認して謝って、来月の給与のときに帳尻を合わせますと流して、いちいち走り回らないようにしましょう。というか、そういう性格の人に任せるのが良いです。余りに几帳面な人は、気疲れしてしまいます。

なお、振込はできるだけ手数料がかからないように、医院の使っている銀行を指定して口座を作ってもらい、その口座に振り込むようにします。一時期はネットバンキングであれば、振込手数料が無料でしたが、マイナス金利となってからは、しっかり手数料も取られます。しかし、銀行窓口まで行って、周りに気を使いながら振込をするよりは、デスクでパソコン相手に振り込んだほうが気楽でしょう。

タイムカードにもいろいろとグレードがあって、勤務時間を自動計算してくれる機種もあるようですが、例えば朝8時半から就業の場合、8時25分に来てタイムカードを押した場合の、その5分を機械が削ってくれるかどうかはわかりません。

とにかく、機械任せにすると、いろいろと悪知恵を働かせる人間が出てくるので、まず自分で使ってみてから上位機種に変えるようにお勧めします。

ボーナスの額をどうするか

基本的には、パートさんにはボーナス（賞与）はありません。しかし、仕事がとんでもなく忙しくなったり、思ったよりも好成績だったりすると、お礼の気持ちも込めて半年に1回程度支給するのが気持ちよく働いてもらえる条件になります。もちろん、正社員の場合は14カ月分を支給する（夏にひと月分、冬にひと月分の基本給をボーナスとして出す）のが基本ですが、パートさんの場合は、そこまではずむ必要はありません。５０００円ではちょっと少ないので、１万円～３万円くらい増額してあげるのが良いのではないでしょうか。月に50時間働いていると、半年で３００時間。３万円のボーナスは、時給を１００円上げるのと同じ意味合いがあります。

他医院で行われている賞与の方法も紹介します。

・飲み会の費用にあてる：５０００円くらいしか出せない場合は、これでいくしかないでしょう。
・14カ月分支給する：毎月の給料平均の2カ月分追加支給。太っ腹ですね。
・お盆と年末にカタログギフトを支給する：本人のみでなく、家人にも気を使っている様が伝わるとのこと（私はカタログギフトは、設定金額より目減りするように感じるので、あまり使いません）。

ついでに飲み会の参加費用についてもお話しします。

医院がすべて支払うとなると、飲み放題をつけて５０００円のコースであっても、20人分では10万円の支払いとなります。このうち少しでも個人持ちにしてもらえると助かると思うのが人の常です。院長の懐具合にもよりますが、全員参加してほしいとき（開院祝賀会・忘年会など）は、全額支払い。少人数でもよい場合、（送別会やビヤパーティなど）のときは、個人負担ありとしても良いのではないでしょうか。

時間帯も設定が難しいです。主婦は夜に飲みに行くという感覚はあまりないので、土曜の昼間とか夕方に設定して、できるだけ遅くない時間に解放してあげることを念頭においてください。また女子会のように平日の昼間（クリニックの休憩時間）にすることも一計です。

スタッフのガス抜きは、妻にかかっている

女性は賢い人ほど本心を隠したがるので、男性院長ではその不安感や問題点をくみ取ることが難しいです。たいてい今ある問題について、打開策をみつけることしかできません。男同士の場合はそれで全く問題はないのですが、女性の悩みはそんなところにはないことが多いようです。

そういう時は奥さんの出番です。30分くらいかけて、不満を聞き出す必要があるし、それについての打開策（なくても、話を聞いてあげるだけで解決することもある）を一緒に考えて行くようにするだけでも効果があります。女性は何が問題なのか気づいていなくて、話をしているうちに自分の悩みや問題点に気づくということもあります。

年に数回アンケートを取って、問題を抱えている人に個人面談すると、解決することもあります。また、給与上の文句や、間違いなどについても、奥さんを窓口にしてもらえると、かなり医業に集中できるようになります。

そのお茶は、タイムカード押してから飲んでるの？

患者さんにもらったお礼のお菓子があって、仕事が一段落したときに、皆で休憩することがあります。もちろん、全く患者さんがいない合間の空き時間であれば、いちいち気にすることもないのですが、一旦診療が終わって、片付けに入ろうというタイミングで休憩時間が入ると、時給は払うわ、お菓子は出すわというジレンマに陥るときがあります。患者さんの人数が多ければ、お疲れ様という気持ちで、提供できるのですが、患者さんの人数が少

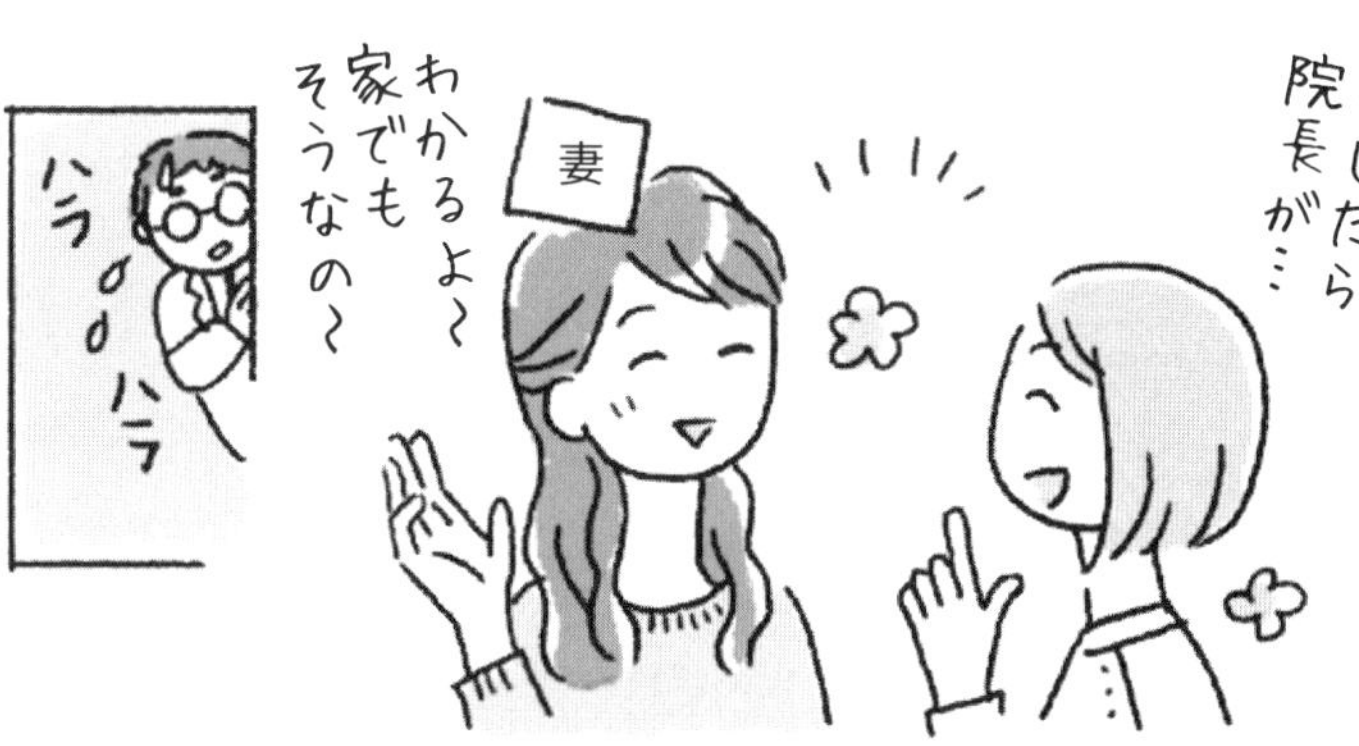
そしたら院長が…
妻
わかるよ～家でもそうなの～
ハラハラ

なくて、採算は大丈夫か？　という日に、これをやられると、眉毛がピクッとなることがあります。

あまりにひどい場合（わかっていて、タイムカードを押さない人）には、声掛けをしましょう。

「世の中には7人の敵がいる」という諺があります。自分の周りを見渡して、7人くらいまでの敵対する人、あるいは口うるさい人がいても、それが普通だという意味です。すぐに7人思い浮かぶとちょっとしんどいですが、普通1人か2人はいるのではないでしょうか。逆に全く嫌な人がいないというのは、危険を感知するセンサーが壊れているか、敵を排除しすぎて怖い人になっているかだと思います。

ようは敵が数人であれば、まだまだいけると思って社会を渡っていきましょうということです。

従業員全員が味方というのが理想ですが、なかなかそうはいかないのが現実です。そのあたりは悲しいけれど、自分の魅力で相

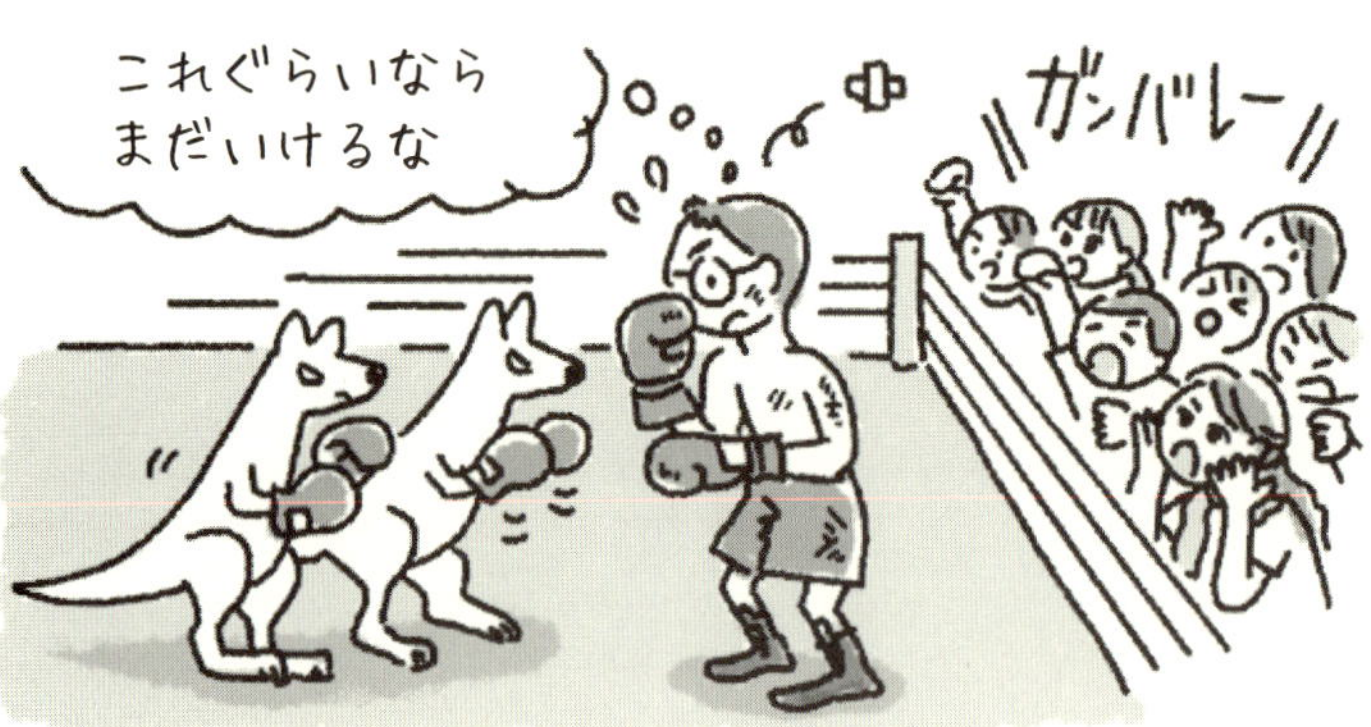

手を取り込んでいくしかありません。

第5章　開業の1年前に始めておくこと

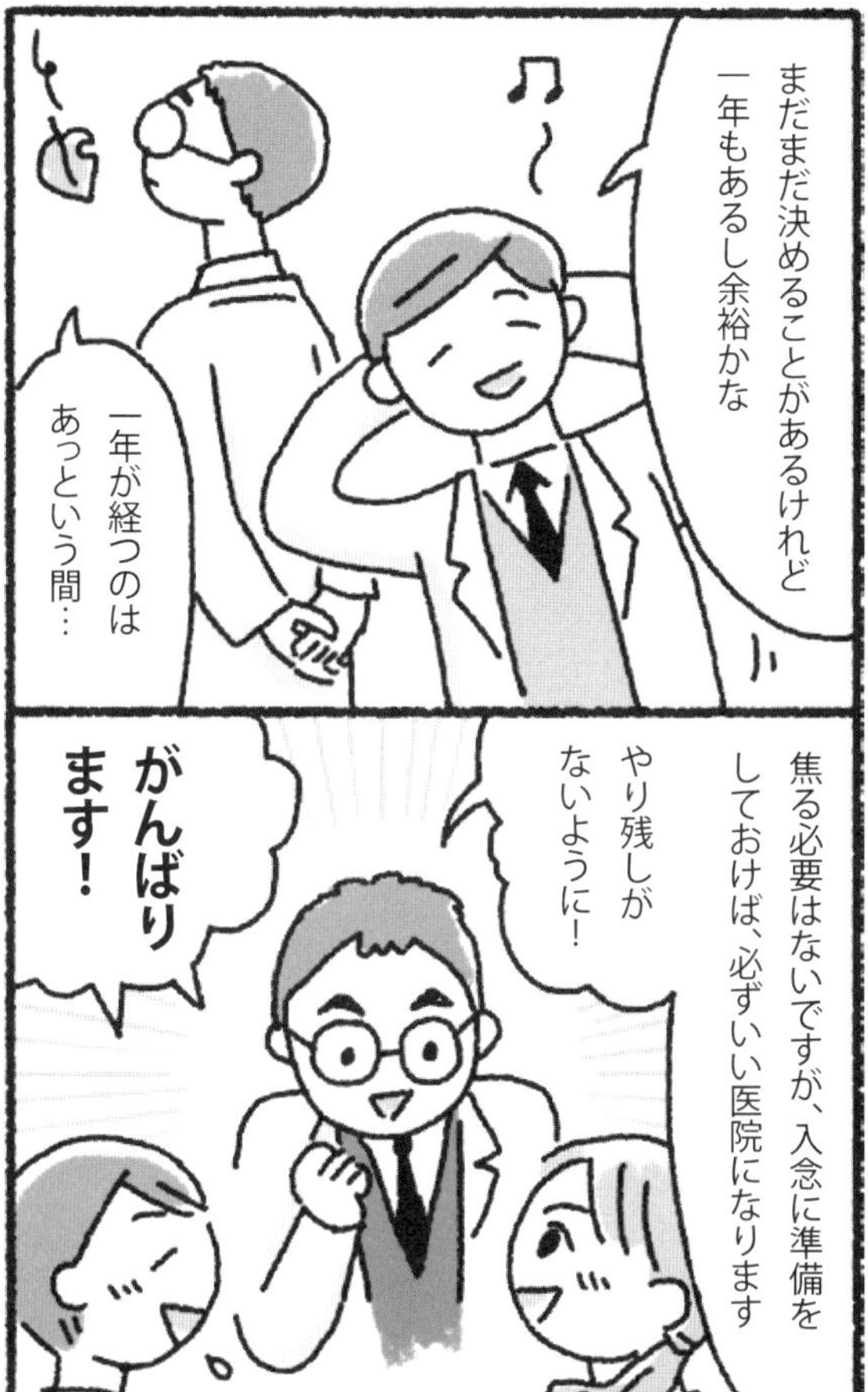
まだまだ決めることがあるけれど
一年もあるし余裕かな
一年が経つのは
あっという間…
焦る必要はないですが、入念に準備を
しておけば、必ずいい医院になります
やり残しが
ないように！
がんばり
ます！

新聞を取ること

別に新聞記事を読めといっているわけではないのです。新聞広告を見て社会勉強するのです。新聞のチラシは、曜日によって入っている業種が違うことを知っていますか？ それを知っておかないと、とんでもない曜日に開院チラシを入れて、埋もれてしまって、見られもせずにゴミ箱行きという目に会います。

ちなみに金・土曜日は、住宅・車・家電関係のチラシが大量に入るので、やめたほうがいいです。他のチラシと競合したくないのであれば、もう少しチラシの数が少ない日を選びましょう。ゆっくりと新聞を読む人が多い日曜に入れるのも効果があると思いますが、お出かけの人が多いと見てもらえないかも知れません。悩みどころです。ちなみに火曜日はスーパーのチラシが多く、日曜にはスタッフ募集のアイテム・ディースターなどが入ります。

例えばですが、毎月1日は、切り離しチケットや、市民報などが入るので、その日はゴミ箱行きというのが少ないと思われます。

求人広告の内容に目をこらしてください。他院の情報がただで盗めます。宣伝の出し方も勉強になります。時給はどのくらいで雇わないとスタッフが来ないのかということもわかります。昼間はいくら、夜はいくら、土日はいくら？ ということを教えてくれます。薬剤師や検査技師などを含め、他業種の時給や月給もわかるので、一度目を通しておいてください。

あと最低賃金は、その地域で決められているので、必ず参照しておいてください（受付さんの場合、見習い期間の時給をそれに合わせて、通常の時給はそれよりも50～100円くらい高く設定します。看護師、検査技師、薬剤師などはそれぞれ専門職の時給があります。1500円以上が相場です）。

ちなみにバイトの医師募集はここには出ていません。新病院の立ち上げのときでも、医師の募集は給与が書いていないことがほとんどです。一般職との間に隔たりがあるためだと思われます。

新聞記事で特徴があるとすれば、その地域の新聞の医療欄です。1週間に1度くらい、地元の病院や医院の先生が登場して、何かを教えているはずです。逆にそれだけ記事が必要なので新聞社もネタには困っていますから、ご自身の診療内容で、これが売りだと思うところがあれば取材希望の申し込みをしてみることをお勧めします。すぐには無理でも、数カ月後にでも取材の連絡が来たらしめたものです。新聞記事になれば、そのあと1年間はその内容で患者さんが来てくれますので、頑張ってください。

折り込み広告について

医院広告は、打てる回数が決まっています。一般的には、開院前の1回（内覧会案内としても良い）のみです。それ以外に何かアクションを起こすならば、3カ月くらい前に地域医師会の先生あてに、開院通知ハガキを送ることです。春に開院であれば、知り合いの先生には、年賀状として送ることもできます。他の時期ならば、時候の挨拶のハガキとして送ります。

開院直前の折り込み広告の内容を一から考えるには時間がありません。そういう広告を時々目にしますが、あまり用意できていない医院が多いのが現状で、医院名・院長名と開院時間くらいしか宣伝できていない医院もあります。折り込みは1回しかできないので、もう少し気を使ったほうがいいのではと思います。

ではどうすればいいか。開院したら院内に医院案内のパンフレットをおかないといけません。このパンフレットは、開院の2、3カ月前にはできていたほうがいいので、頑張ってそれを作ってしまって、その内容を省略して、折り込み広告にすればいいのです。また、医院のパンフレットは、ホームページを省略して作ればいいのです。まずは開院の挨拶、理念、医院紹介など念入りに作りましょう。そしてそれをすてきに表現できる良いホームページ会社を選んでください。

次に良い印刷会社を選んでください。院内パンフレット、折り込み広告、診察券、薬袋、内覧会の時に配る記念品の院名印刷、それらを入れるロゴ入りの手提げ袋、開院挨拶のハガキ（住所録から発送も任せられる業者が良い）などは必要となってきますので、そのあたりをレイアウトから全部任せられる腕のいい会社または営業さんを探してください。通常、大病院にはＤｒの名刺を刷ったりしている業者が出入りしていますので、まずはその営業を捕まえて話を聞くことです。

新聞広告は、ひとつ裏ワザがあります。スタッフ募集は、広告とは認められないので、日曜日に入るアイデム・ディースターなどの折り込みにスタッフ募集をかけることです。大きな枠であれば、10万円程度かかりますが、小さな枠だと1エリア2万円程度ですので、負担も少ないです。しかし、医院の新規オープン前のときには、大枠で宣伝をしてください。かつ、2エリアは出しましょう。たとえ20万円かかっても、必ずスタッフを雇わないとい

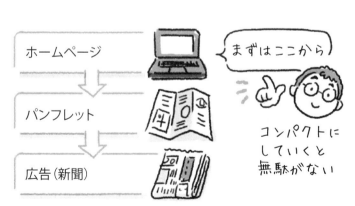

けませんし、また地図や開業時間、診察の内容、医院の写真なども載せられるので、立派な広告としての意味も持ちます。

ただし、新聞広告は1日ものだと心得てください。新聞記事は半年くらいの影響力を持ちますが、新聞広告は1週間しか影響力がないと考えてください。使い捨て感覚でないと、いつまでも魚のいない釣り堀に糸を垂らしていることになります。

バイト募集サイトでも募集広告を入れられますが、パートの場合は応募してくる層が40〜50代と中高年なので、そぐいません。また、新聞を取っているというかどうかというフィルターもかけられます。募集したい相手の目につきにくいところに宣伝を出してもお金の無駄と感じます。フリーペーパーも同じです。

なお、折り込み料はどの日に入れても同じで、新聞の種類ではなく、地域で値段が決まっています。1枚3円前後です。だから1万枚ならば、折り込み料は3万円。印刷代が1枚2円として、広告作成料に5万かかると、1万枚で約10万円。2〜3万枚は撒きたいところです。すべての新聞に入れ込むと、10万枚以上と部数が大変なことになり、広告費も70〜80万円かかります。勝負をかけて宣伝してもいいですが、1日の媒体にそこまでお金をつぎ込めるのか？　無理ならば、どの新聞にいれるかは、あなたの医院のカラーを考えて決めないといけません。筆者は、チラシの少ない日経新聞にあえていれる（4万部）という冒険をしました。ハイソサエティ狙いです。はたして、吉と出たかどうかはわかりませんが、普通は地域の大手新聞が無難だと思います

駅広告について

医院の駅看板はどこに出すのか？ これも結構重要な案件です。

もちろん、最寄の駅には1枚は出さないといけません。また、駅から近いのであれば、その駅の直近の出口付近にも案内看板を出すほうがベターです。値段は駅の乗降人数によって変わります。通常の大きさであれば年間50～60万円程度でしょう。また、ポスターサイズのものであれば、30万円くらいです。総額年間100万円くらいは広告費を使ったほうが、なんとなく安心感があります。

あとは電柱広告、これは目立ちませんが、直近の看板が空いていると、他の医院に自分の直近の看板を取られる可能性があるので、空いていたら出したほうが賢明です。電柱広告は比較的安く、1本年間2～3万円です。

他にもバス広告（車体、車内アナウンス）とか、役所の柱もしくはモニター広告、郵便局の切手

袋広告などいろいろありますが、一番効果が大きいのはやはり大勢の人が目にする駅広告です。

今の時代は、患者さんは駅看板を見て、そのあとホームページをスマートフォンで調べて、それがまともだったら来院するという流れになっています。なので、どちらかのみというのでは、患者さんが選んでくれないということになります。

しかし、注意も必要です。広告できる内容が限られていて、思い通りには宣伝できないのです。例えば、巷で良く見る「大勢が認めた」とか「評判の名医」などと治療効果を煽るような文句は使えません。身近な例では、人間ドックのような検診を単科で行うとして、「眼ドック、皮膚ドック、肺ドック」とか、そういう言葉を作り出して宣伝したいと思っても、世間に認知されていないということで、認められないのです。まず広告代理店が却下してきます。無理やり出しても是正勧告が入り、また作り直さないといけないので、忠告にはおとなしく従って安全なラインを守ったほうが良いです。あと専門医を持っている先生は、○○専門医と書くことができますが、その認定学会の正式名称を書かないといけません（スペースの無駄使い）。さらに自費診療も、学会で認められているようなものであれば広告できますが、その場合は、値段をきっちりと示さないといけない決まりになっています。

私は、3カ所に看板を出していますが、実は一番もめたのは地図でした。今の時代、スマホ付随の地図ソフトが優秀で、画面を指先で廻してみたら立体表示される時代です。長年掲示する駅看板に、あまりに簡素な地図では勿体ないと思ったのです。広告屋さんに口で説明してもなかなかわかってもらえず、自分で立体的な地図を書いてＦＡＸで送って、上手くいったという経緯もありました。何にでも熱意が必要です。

ホームページ会社の決めかた

非常に重要な決定事項となります。ホームページの雰囲気で、患者層が変わるといっても間違いではないです。格好いいページよりも、情報がオープンにされている見やすいホームページを作るのが良いでしょう。

しかし、何事も経験しないとわかりません。まず最初は、簡易版として無料のページを作ってみるのが良いと思います。世の中には無料のホームページ配布サイトがあります。しかし、気をつけないといけないのは、無料のふりをして、結局は月に５０００円くらいの管理費を取る会社もあるということです。全く無料（オプションをつけると有料）の会社で優れた会社にはＷＩＸというのがあります。ここのサイトで、ホームページを作成してみるとわかるのですが、学会発表などでパワーポイントを作成したことのある先生であれば、２、３時間あれば一通り作れてしまいます。医院外観・内観の写真や、従事医師の写真、医院案内の目印（大きな看板など）が必要ですので、事前にデジカメやスマホなどで撮影しておきます。

公開・非公開も自分で決められますが、例え公開しても、最初は思ったようには出てきません。検索しても、10ページくらい探さないと出てこないことがほとんどです。自分の作ったホームページのＵＲＬを入れて、初めて存在が確認されるレベルなので、この経験をしておいたほうが良いでしょう。実際に開院していれば、２、３カ月ですこし上位には来るようになります（医院の名前にもよります。良くある名前だといつまでたっても上がってきません）。これを踏み台にして、実際のホームページを作成するときの情報には何がいるのか、ということを体験してください。私の場合は、継承する旧医院のホームページを作ってみましたが、みなさんも迷惑にならない範囲で、サークル活動や自分の趣味などの紹介をするページを作ってみてはいかがでしょう。

実際のホームページで必要になるのは、簡易版にプラスして、医院の紹介、理念、院長の顔写真、扱っている疾患とその解説、診療内容、検査機器の写真などは最低限度。自費診療をするのであれば、その内容と値段についても必要です。ホームページをきちんとキャッチーに作っておけば、時には新聞社やTV局から取材が申し込まれることもあります。

私の場合は、最初に電子カルテディーラーの友人を紹介してもらったのですが、私の考えているページ数と、その方の力量が合わなかったので、お断りしました。結局、他院のホームページも作成している会社で、かつ知り合いのドクターが運営されている会社を選ばせてもらいました。作ってもらったページも自分の思っている雰囲気とマッチしている感じがしました。結果として、この選択が当たりだったわけです。TV局は、うちのホームページを見て、何か新しそうだという意気込みを感じてやってきてくれたのですから。

また、ホームページは急ぎで変更しないといけない場合もあり、そのときにすぐに対応してくれる会社でないと、意味がありません。センスと対応力です。また自分と同科の医院のページを作っているかどうかも確認してください。あらかじめイメージができているほうが仕事がしやすいのは、間違いありません。私は、下層ページ合わせて約35ページでスマホ版も同時に作成してもらい、作成費用が35＋5万円くらいだったように覚えています。あとは管理費ですが、月々5～8000円程度が通常ではないでしょうか。

新しい医院の青写真を描く

新規の場合は、スケルトンからフロアを作って、そこに合うように待合、受付、診察室、検査室、手術室、更衣室などを配置をすれば良いのですが、周りに趣味で図面を書く人か、建築士などがいないか聞いてみましょう。ただし、医院の設計をしたことのない人には無理です。こころ当たりのない人は、医院専門の工務店がありますので、そちらに図面を起こすところからお願いするのが無難です。ただし、図面起こしをお願いすると、ほぼ契約しているのと同じ感覚になりますので、青写真があったほうが、工務店選びにも交渉がしやすいと思います。

また、継承の場合は、現状の医院から何をどのように変えたら上手くいくのかを考えてください。具体的にはフロアの図面が手に入ってから決まっていきますが、どこに何を配置するのかは、院長自らが決めることです。特に、敷地面積の狭い医院では、宇

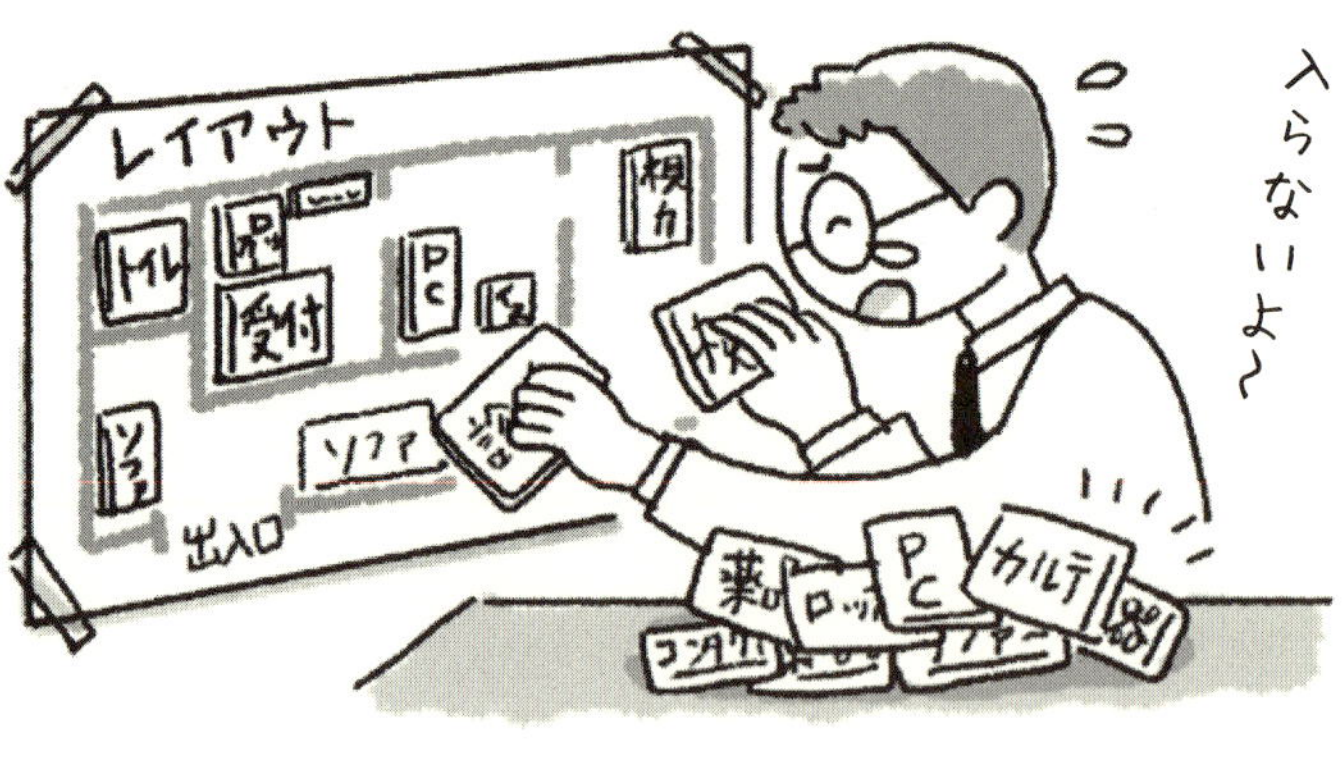

宙船の中のようにいろんなものを詰め込まないと、思った通りの診療ができませんので、かなりの想像力が必要です。本来は手術をするなら、50坪以上とか理想があるのですが、フロア代も広ければ広いほど高くなりますし、改装代もかかります。25坪以上あれば、残念ながら院長室などは作れませんが、処置室付の医院が作れます。狙うのは、ウルトラコンパクトパッケージです。今のビジネスホテルや軽自動車などの発想を生かして、いろいろと詰め込んでください。

電子カルテ会社の選択

これはさらに重要な決定事項となります。結論からいえば、今までの勤務医経験で、良かったと思うシステムを入れるしかありません。ここで妥協しては駄目です。1回入れたら、やり直すということは不可能に近いです。冒険して他のシステムを導入しないほうがいいです。もし、新製品ならば、しばらくデモを入れてもらうか、その会社に出向いて試させてもらうしかありませんが、なかなか短時間の試用ではわからないと思います。

もともと電子カルテの始まりは、オーダリングが電子化したのが始まりでした。検査（採血、レるというCTなど）を伝票運用ではなく、パソコン入力で申し込みして、その結果を画面で見るということが可能になり、非常に画期的なシステムでした。次に、投薬が電子化しました。同じものであれば、前回Ｄｏ（同じ処方を流用）ができるので、これも非常に優れたシステムでした。知らない薬も、検索すれば情報が出てきますし、とても便利なシステムだと思います（不均等用法などは入れにくいときもありますが、覚えるしかない）。

しかし、問題はカルテの電子化です。人間の頭は、左右にスクロールする情報に対してインプットするようにできていると思われます。はるか昔のパピルス紙を使っていた紀元前の時代から、巻物は縦書きではなくて、横書きだったことを考えると、ＰＣの画面で、縦にスクロールするという情報展開は、やはり異質だと考えます。

内科の先生たちが、ときどきサマリーと称して、長い長いカルテを数時間かかって書いているのを見ることがありますが、次にそれを読むときに、また長時間かかってしまいます。これが、紙カルテでは、数秒でどこに重要なことが書かれているか認識できるので、患者さんを呼んで、その人が入ってくるまでの時間で今までの状況を把握して、今日の状態と比べることができるのです。まさに神カルテです。もちろん、電子カルテでも同じことが求められますが、やはり紙のスピードには及びません。これは、縦スクロールが生んだ悲劇だと考えています。しかし、世の中にはいろんなことを考える人がいるもので、今は横開きのカルテも誕生しています。私はこのカルテを採用しました。名前はＣｒｉｏ（クライオ）といいます。このカルテの開発者は、実は眼科医なのです。まさに医師の目からみた使いやすい電子カルテの誕生です。

電子カルテが決まると、それに対応した医療事務ソフト（レセコン）が決まります。電子カルテの業者さんは、両方セットで取り扱っていますから、そこは長いものには巻かれろです。あとは、担当者が自分とウマが合うかどうかです。納入だけではなくて、そのあとも一年くらいはあれやこれや要望をだして、使いやすいソフトに変えていく必要がありますので、その担当者が自分の意見を聞いてくれないのではダメです。合わない場合、同じソフトを扱っている別のディーラーがありますので、そちらの担当者に会うことをお勧めします。値段は、サーバー2台（正・副）以外に、受付2台（受付・会計用）、診察2台（Ｄｒ用、シュライバー用）、検査取り込み2台は最低限必要です。だいたい総額で１０００万円かかります。高い買い物ですから絶対にミスしないようにしましょう。

電子カルテに導入する書類等の準備

これは、勤務医のときしかできません。もちろん、自分の医院用にもう一度作り直すのですが、勤めている病院でこれは良くできていると感じる書類があれば、参考にすることをおすすめします。内容的にはどれも大差ないのですが、ニュアンスが異なります。電子カルテ会社は、紹介状、返書、診断書などのフォーマットはくれますが、それを使うよりは、自分で作ったほうが、気に入ったものができます。また、病状や処置、手術の説明書に関しては、全く用意してくれませんので、自分で用意したものを溜めておいて、いざ導入のときに一気に作らせるということになります。

同様に気にいったロゴマークや封筒、紹介状のレイアウトなどもこの時期に集めておきます。採血セット（手術前の感染症、全身状態の確認セットなど）を他科のものも含めてチェックして良いものを参考にする。また投薬セット（風邪セット、花粉症セットなど）も同じように使えそうなものをためておく。電子カルテ設営の時にこれらのデーターも入力してもらえます。こうすることで、開院してから検査のたびに襲ってくる入力の嵐を少なくすることができます。

自分がつきあう会計士を決める

医院の経営は、勤務医の仕事とはかなり異なります。自分が判断を迷ったときに誰に相談しますか？　診療上のことならば、同僚や先輩に、院内のレイアウトやスタッフのことならば、奥さんに、医院の宣伝や機器購入、往診車の買い替えなどの大きな出費のとき、また雇用に関する相談、給料に関する疑義が生じたときは、私は会計士に相談しています。

きっと、前院長もそうだったと思います。

なので、私がお勧めするのは、信頼できる自分とウマの合う人を探すということです。医師の家庭で育った人であれば、確定申告のときに親が仕事を任せている会計士や、そのグループの担当者を紹介してもらったりすることがあるでしょう。少し探せば同級生やその知り合いに一人ぐらいはいるでしょう。問題は、前院長の会計士をそのまま引き継いでしまうことです。一見、前のことをよくわかっていて便利なように思いますが、経営においては、親子であっても、あまり腹の内を見せたくないものです。新しい医院を始めるのですから、「なあなあの関係」や「古いしがらみ」は、できる限り排除しましょう。

それから、前院長と自分との契約書を交わす日も来ますから、その書類がきちんと準備できるくらいの能力のある人、またはグループを選ぶのは当然のことです。

取引先の機器納入会社を決める

手術をする医院には、かなり多くの機械があります。手術をしていなくても、診察の機械は数台あるいは10台を超えて持っている医院もあります。これらは、地域に根差した機器メーカーの担当者が扱っています。病院勤務のときに、ここぞと思う担当者と出会ったら、その人と飲みに行ったりして、どのくらいまで任せられるかを確認します。

当院は、3社と交流がありますが、棲み分けをしています。

眼科機械関係はK社、針糸や消耗品、ユニフォーム関係はR社、形成外科関係はM社となっています。会社によって得意分野、不得意分野があるので、それぞれに担当者がつくのも仕方ないのですが、ときどき発注のときに混乱してしまうので、本当は2社くらいのほうがいいのかもしれません。

通販会社とのやりとりもあります。アスクル、アマゾン、保険医協会、歯愛メディカルなど安い値段で、消耗品を扱っている会社があり、ときどき値段につられて、購入してしまうのですが、結局、次回発注のときにどこに頼んだかわからなくなることもあるので、１回きりの買い物の時には通販でもいいですが、頻繁に注文する物は（ガーゼやテープなど）、できるだけ営業担当者のいる会社でお願いすることがいいと思います。院長の手間が減ります。

薬問屋を決める

開業直前になると、2、3の薬問屋が挨拶にやってきます。それから決めてもいいのですが、開業支援に尽力してくれたチームを持っている問屋さんをメインに据えるべきでしょう。すべて院内処方をされる医院では、扱う薬は大量になり、仕入れ値を比較することもできると思いますが、現在のように院外処方がメインになり、院内に置く薬は、検査や手術時に使う薬のみという医院では、１つのところに決めて、なんでもそこに注文すれば手に入るというシステムにしたほうが、院長および発注をするスタッフが混乱しなくて済みます。

近隣の薬局を探すこと

開業予定地の近隣に薬局があるかどうかを確認してください。スマホで検索をかけると、すぐに出てくると思いますが、すべての薬局が開業中とは限りません。自分の足で歩いて、場所と規模を確かめておく必要があります。また、土曜や祝日の開業時間を調べておいてください。特定の薬局に誘導することは禁じられていますが、夜19時を回ってからや、土曜日午後に開いている薬局の場所の案内というのは、その患者さんにとって、非常にありがたい情報となります。

近隣の駐車場を探すこと

自院の付属または契約駐車場が無い場合、近隣の駐車場を利用してもらうことになります。これも、スマホで検索すれば出てくるはずですが、自分の足で歩き回りましょう。1時間料金はいくらか、最大料金はいくらか。台数の多いところはどこか。遠方からの患者さんに案内しやすいところはどこか（カーナビで検索できるところとか）。すべてが大事な情報です。スタッフで車通勤する人がいる場合、1日最大料金の平均を払うことで交通費となります。また、院長や奥さんが車を使う場合には、駐車場の契約も必要と思います。その場合は、やはり歩き回って、最寄のガレージに書いてある連絡先の不動産屋に聞いてみるのが一番手っ取り早く良い場所を確保する秘訣です。

クリーニング会社を決める

これも前医院の取扱い会社を引き継ぐこともできるのですが、自分で開拓することをお勧めします。値段交渉が大事です。医院のスタッフのユニフォームのクリーニング代は馬鹿になりません。2着支給しておいて、家で洗濯かクリーニングに出してもらうことをお勧めします。

では、出さないといけないのは？　手術着や患者着など、血がついたりする術衣といわれる種類のものは、クリーニングに出したほうが良いと考えます。毎日ではなくとも毎週取りに来てくれる会社を選びましょう。なお、それぞれのサイズ各2着以上ないと、クリーニングに出している間に着る服がないという目にあいます。すこし余分に購入しましょう。

ゴミ関係

医院のゴミは、紙ゴミがほとんどです。しかし、事業所から出るゴミなので、産業廃棄物扱いとなります。雑誌や段ボールなどのリサイクル資源は、できるだけ家に持って帰って資源ゴミに出すほうがいいと思いますが、毎週2回程度の回収日には、45リットルで1～2袋のゴミが出るでしょう。産業廃棄物を扱える業者さんは決まっていますので、新規開拓というよりは、ビルで契約している場合は、大家さんに聞いたり、前医院の会社を踏襲することになります。

また、手術中に出るゴミは感染性廃棄物になり、特別料金となります。これも、回収業者は決まっていますので、たいがい前医院の会社を踏襲することになります。契約は新しくしないといけません。また、回収の際には、マニフェストと呼ぶ伝票がもらえます。これを保管しておかないといけません、1年に1度、提出義務があります。

黄金の11人（イレブン）

医院を開院しようと思ったらスタッフ以外に黄金の11人（イレブン）が必要です。実際にはもっと多いですが、代表的なところを紹介します。

①事務長になる人：妻、夫、母、父、兄弟など、近しい人がいいでしょう。昼間に銀行仕事（医院の売り上げを銀行に入れに行く、会計の釣銭を用意する、銀行引き落とし以外の医院の支払いなど）を頼める人です。週に2回は顔を出してもらう必要があります。人事の相談、スタッフの愚痴を聞いてガス抜きの仕事もしてもらいます。どうしてもスタッフが足りない場合は、臨時に受付に立てるようになってもらうと助かります。

②機械屋さん：病院に勤めている間に、これはという人をみつけておくこと。機動力のある人。担当地域が変わっても、その人を通じて、部下に指示が出されたりします。高額な機器（数千万円）を購入することになるので、その分、何でも頼める便利屋さんになってくれる人が必要です。医院の機器の廃棄から、届いた家具の組み立てまで、いろいろと頼まないといけないことがあります。

③MRさん：これも勤務中に、数人ウマがあう人をみつけておきましょう。こちらが肩肘張らずに冗談がいえる人。開業支援チームを紹介してもらったり、他院の情報を教えてもらったり、諜報部員のよう

な存在です。継承先の院長の情報も彼らから仕入れます。

④薬問屋さん：勤務医の時にはほとんど接触がありませんが、開業支援チームを持っている問屋さんがあるので、MRさんを通じて相談してみましょう。開業すると急に顔出しする回数が増えます。他科の薬の知識も持ち合わせていますので、使ってみたいけど、ちょっと説明してほしい薬がある時には、尋ねてみてください。必要があれば、その薬品会社のMRさんを連れてきてくれます。

⑤コンサルさん：開院支援のコンサルさんには、いろんなパターンがあります。前出の薬卸さんは開業後に付き合いがあれば無料。薬局開店部隊の人は調剤薬局と一緒に開業するならば、無料となることが多いです。また、会計士、税理士さんが開業ノウハウを持って、コンサルタントしている場合は、有料のところが多いようです。できるだけ無料で面倒みてくれる人を探して、必要な時に助けてもらえばいいと思います。コンサルさんが、普段使って

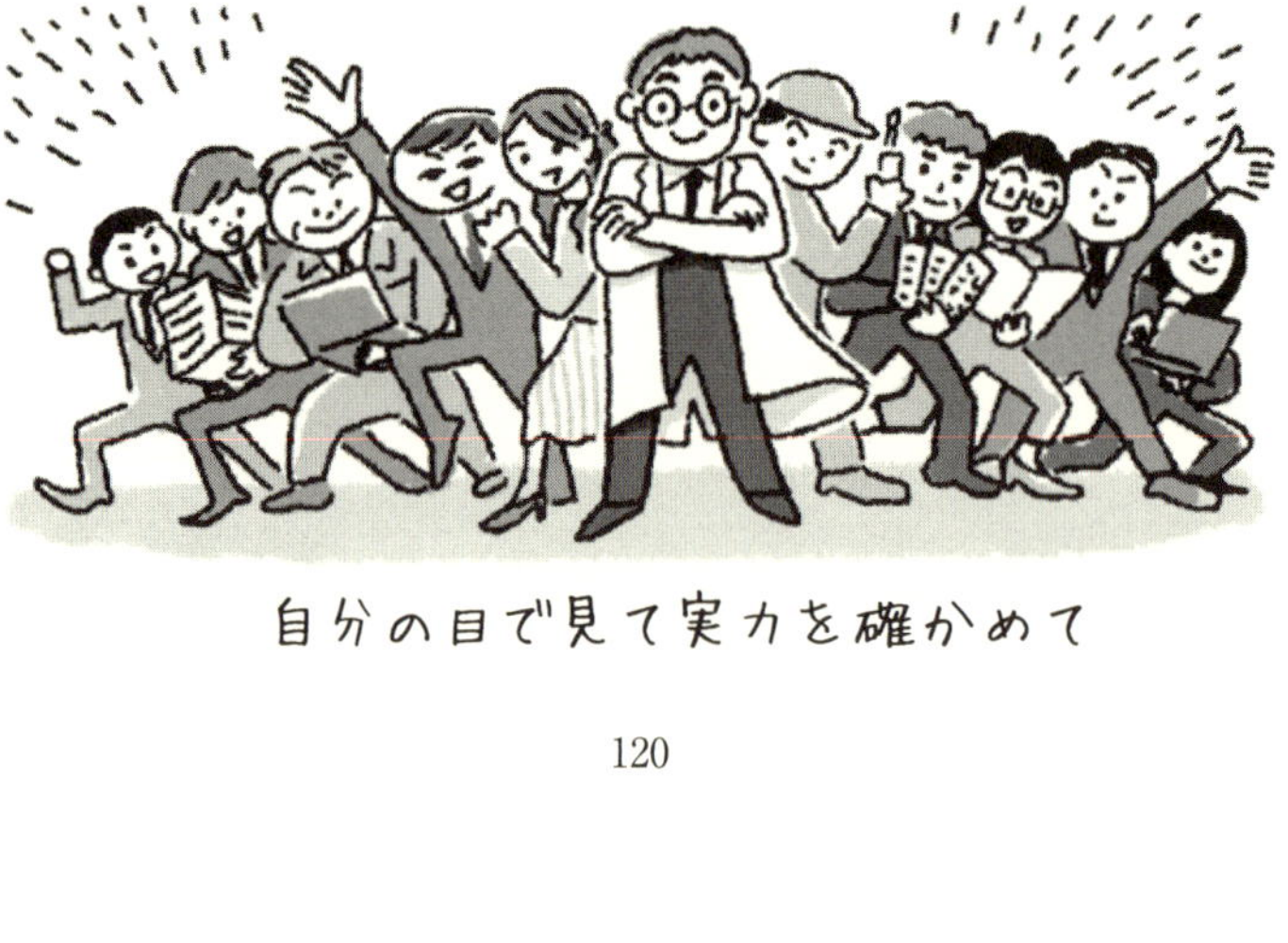

自分の目で見て実力を確かめて

いる広告屋さん、印刷屋さんなどを紹介してくれることがあります。またスタッフがどうしても足りないときに、人材派遣会社を紹介してくれることもあります。

⑥会計士さん：実力のある人を選びましょう。医院のブレインにもなる人です。控え目でも、院長の質問に対して、スマートな回答を持っている人がいいでしょう。そのためには、社会保険労務士の知識を持ち合わせている人が欲しいです。スタッフを雇う、辞めさせるという判断を一緒にしたり、雇用契約書を作って、サインをしてもらったりと司法書士的な能力も必要です。他院の会計処理をしている、コンサルさんを知っている、弁護士さんを知っているなど、いろいろな強みを持っている人、あるいはグループを選びましょう。

⑦広告屋さん：センスのある看板を作る技術のあるデザイナーと、駅の広告担当者に有利な条件を要求できる、あるいは対等に交渉できる営業さんが必要です。医院の外装を任せることにもなるので、デザイナーさんの確かな腕が必要です。

⑧印刷屋さん：これもセンスのあるパンフレットやチラシを作ることのできるデザイナーさんと、こちらが必要なパンフレットなどの内容を理解し、それをデザイナーに伝えることのできる営業さんが必要です。名刺、開院案内、パンフレット、新聞チラシ、医院の封筒、紙袋、名前入りの文房具など、頼まないといけないことはたくさんあります。

⑨ホームページ屋さん：これは出会いというしかないかもしれません。他の医院のホームページを見て、これはと思うところに頼むしかありません。しかし、担当者に会って、ウマが合わないなと感じたり、その人の作ったホームページを見せてもらったりして、気に入らなかったら、あきらめるしかありません。車と一緒で、気に入らなければ、ずっと嫌な思いを持ち続けるので、こんな感じのページにしたいというニュアンスを具体的に伝えるのがいいです。こちらの要望には、すぐに対応してくれるところでないとダメです。

⑩電子カルテ屋さん：気に入った電子カルテを探すところから始めてください。勤務医として使い慣れているカルテでもいいですし、バイト先でこれはと思うカルテにであったら、それを採用しましょう。あまり安物買いの銭失いをしたくはありません。一度導入すると、やり直すのには多大な手間がかかります。結婚と同じようなものかもしれません。

⑪院長：そして最後にあなたです。あなたが、エースストライカーなのです。そういう性格の人ではなくとも、みんながお膳立てしてくれたゴール前のボールを蹴り込む仕事、それが院長です。でも、決して外してはいけないのです。ゴール率95％以上を叩き出さないと、そのうち人心は離れて行ってしまいます。頑張って得点を重ねましょう。

あとがき

私は専門医を取った直後（30歳頃）に一度開業するチャンスがありました。その時は自分の専門をまだ持っていない単なる眼科医でした。開業しても成功するイメージが持てなくて、その話は流してしまいました。それから紆余曲折して12年以上経ち、眼形成という自分の専門もできて、ようやく開業しても良いレベルに到達したと思います。自分の内側のパワーが外に溢れていくように開業に突き進んでいきました。開業して1年半が経ちこの本を書きましたが、毎日が充実していたと思います。皆さんも機が熟したと思った時、その時が開業の時だと思います。少しでも皆さんの役に立つようにこの本をまとめました。

世に出ているコンサルタントが書いた本とは趣を異にすると思いますが、流し読みしていただければ幸いです。

２０１７年12月25日

中内眼科クリニック院長　中内　一揚

【著者略歴】

中内　一揚（なかうち　かずあき）
眼科医（専門分野：眼形成）
医学博士、眼科専門医、眼科指導医

1971年　大阪市生まれ
幼少期は富田林市で自然に触れて過ごす
1990年　大阪星光学院中学高等学校卒業、神戸大学医学部入学
1996年　大阪大学医学部付属病院眼科入局
大阪労災病院、松山赤十字病院、大阪鉄道病院勤務を経て、眼科専門医取得
大阪大学医学部大学院感覚機能形成学に入学し人工網膜の研究で博士号取得
大阪警察病院にて、形成外科の勉強を始め、聖隷浜松病院眼形成眼窩外科に国内留学
その後シンガポールナショナルアイセンターに留学
2009年　帰国、兵庫医科大学病院眼科にて眼形成外来を開始
2016年４月　中内眼科クリニック開設
2017年４月　兵庫医科大学非常勤講師退任

中内眼科クリニックホームページ
http://www.nakauchi-ganka.com

竹田明日香（たけだ　あすか）
イラストレーター、デザイナー

1976年　兵庫県西宮市生まれ
1995年　京都市立芸術大学美術学部デザイン科入学
1999年　朝日新聞社入社。18年にわたりイラスト、地図、チャートの作成、取材などを行う
2016年　イラストレーター・デザイナーとして独立

ホームページ
http://asukatakeda.com

これから開業する君へ
～すべての勤務医にささぐ～

発刊日	2018年1月17日
著　者	中内一揚 ©
イラスト	竹田明日香 ©
発行人	奥間祥行
発　行	株式会社エピック
	651－0093　神戸市中央区二宮町1－3－2
	電話078（241）7561　FAX078（241）1918
	http://www.epic.jp　E-mail info@epic.jp
印刷所	兵田印刷工芸株式会社

ISBN978-4-89985-198-1 C0095 ¥1500E